リモートワーク断食

半日から始められる簡単ファスティング
みるみるやせて健康になる！

薬剤師・栄養学博士
宇多川久美子

河出書房新社

はじめに

ニューノーマルな時代の中で、リモートワークを始めたみなさん、
今こそ、「リモ断」のチャンスです。
「リモ断」って何？　という疑問はごもっともです。
ご存じなくても当然です。
この本で初めて提案するファスティング（断食）法だからです。

そう、「リモ断」は、
リモートワークデイに行うファスティングのこと。
リモートワークデイ断食、略して「リモ断」です。

え？　断食？

そんなことできない！　と、決めつけないでください。
誰でもすぐに実行できるファスティングです。

無理だと思わないでほしい理由は、
ハーフデイ断食から始めればいいという手軽さだから。

ハーフデイ断食は、その名の通り、半日（12時間）以上食べないこと。
12時間も……？　と思う方もいるかもしれませんが、大丈夫。
この時間には睡眠時間を含めてもよいのです。
だから、いつも7時間くらい眠っている人なら、
睡眠時間の前後でプラス5時間だけ食べなければ、
もうハーフデイ断食は成功です。

ハーフデイ断食のパターン

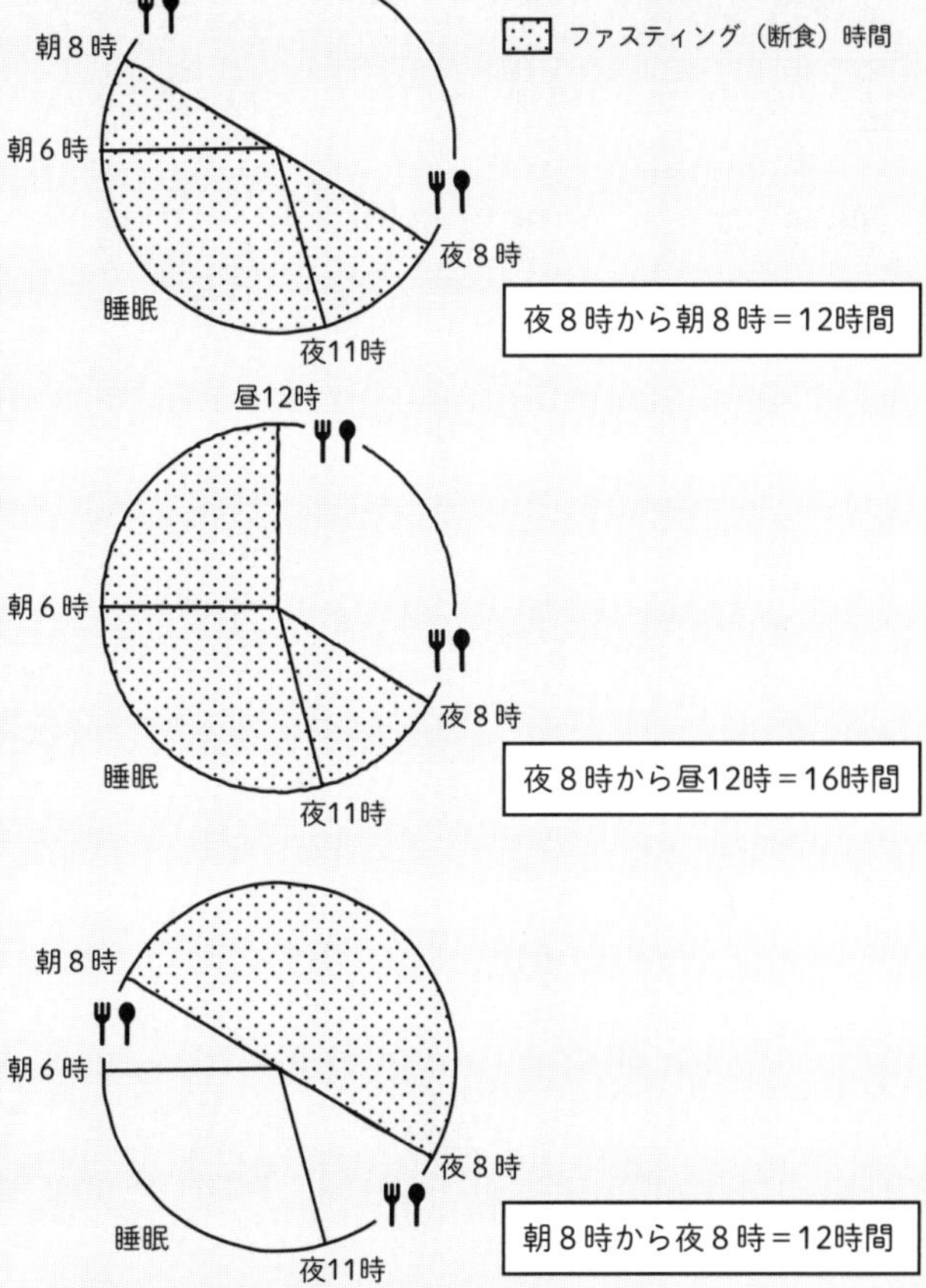

例えば、夜8時に食事を終えたら、翌日の朝8時までが
ファスティングタイム。
接待で夜遅くまで食べてしまったなと思っても、
そこから12時間、食間を空ければ成功です。

朝食はしっかり摂りたい派なら、ランチを抜くのでもＯＫ。
朝7時に食事を終えたら、次の食事は夜7時の夕食。
家族の顔を見て食事をする楽しみを無くす必要はありません。

朝寝坊して、朝食を摂りそびれ、
ランチタイムまで何も食べられなかったという経験のある人は
少なくないでしょう。
そんなときの食間を数えてみてください。

たぶん12時間以上空いていると思います。
それならリモートワークデイじゃなくてもできると思うかもしれません。
でも、出勤すると、同僚にランチに誘われたり、
予定外の会食が入ったりする可能性があります。
ランチの誘いは断りにくいし、仕事上の会食なら行かないわけにはいきません。
せっかく「ハーフデイ断食しよう!」と決めても、
実行できないかもしれないのです。

リモートワークデイならどうでしょう。
同僚にランチに誘われることも、予定外の会食もありません。
何をいつ食べるか、自分でコントロールすることが可能です。
朝食をなしにするのでも、ランチを抜くのでも、自由に決めて実行できます。

ワンデイ断食

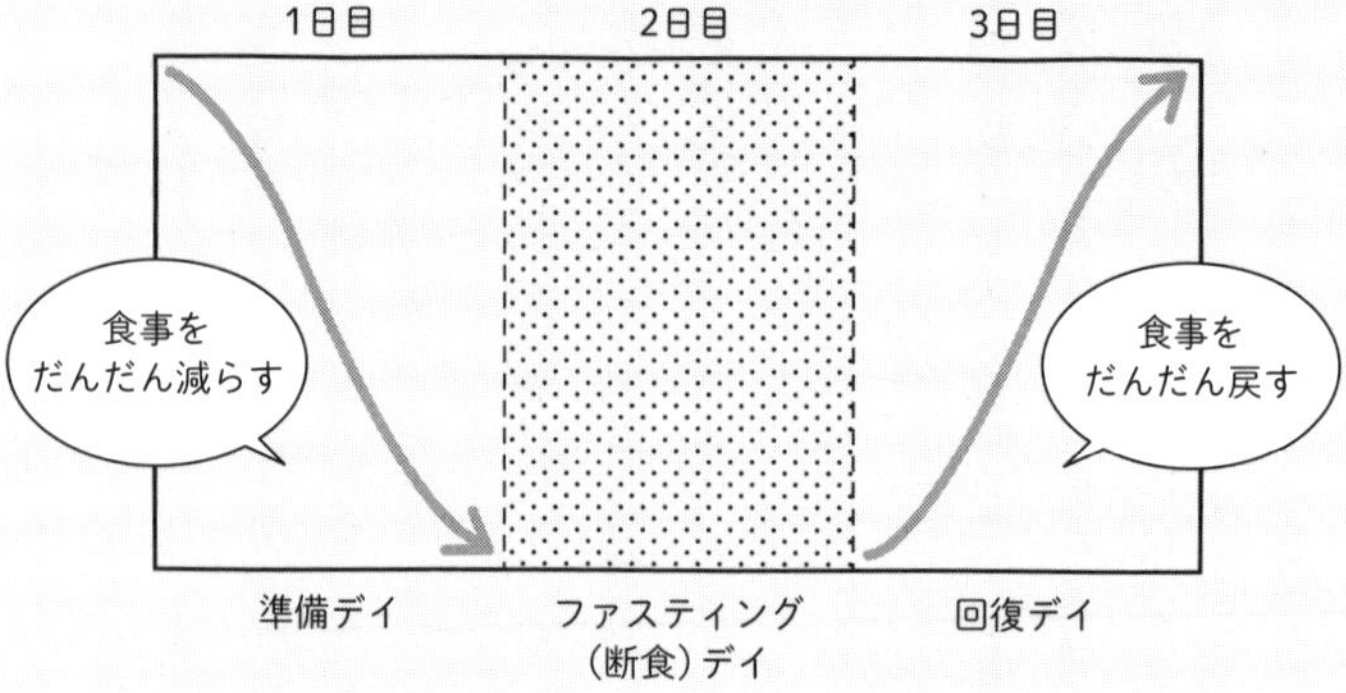

ハーフデイ断食が自分に合っていると感じ、
実行することに慣れてきたら、
ワンデイ断食にも挑戦してみましょう。

ワンデイ断食の場合は、
断食をする前に徐々に食事量を減らす「準備デイ」と、
断食のあとにも徐々に食事をもとに戻す
「回復デイ」が必要なので、３日間の挑戦。
リモートワークデイと土日などを合わせれば、
実行できます。

ツーデイ以上のファスティングの場合も、ワンデイと同様に
断食する日数と同じだけの準備デイと回復デイを設けます。
ワンデイ断食などのファスティング明けに食事をすると、
素材や調味料の味に敏感になっていることに気づくと思います。

ファスティングをおすすめする理由、
それは、身体にとっていいことがたくさんあるからです。

消化に使うエネルギーが減って、代謝にエネルギーを使うことができるようになり、
脂肪が燃焼しやすい身体へと変えていくことができます。

1日以上のファスティングでは、食べ物から栄養が供給されない状態が続くと、「ケトン体」がエネルギーを生成するシステムが稼働します。

このシステムが発動すると、身体に蓄えられた脂質も分解されてエネルギーとなります。

そもそも食事の回数が減るので、単純に摂取カロリーを減らせます。

そして、実は「基礎代謝量が上がる」という嬉しい変化も起こります。

脂肪が落ちると、そこにたまっていた毒素も排出され、
ゆっくり休んだ胃腸は元気を取り戻し、
ここで活動する免疫機能の働きが一層活発になります。

活性酸素の除去、細胞の修復、脂肪の燃焼、シミやシワの防止などのほか、
動脈硬化や糖尿病の予防にもつながることがわかっている
「長寿遺伝子」や「若返り遺伝子」と呼ばれる「サーチュイン遺伝子」は
空腹になることでスイッチが入ります。

身体を若々しく保つことにつながる「オートファジー」という機能も
空腹がスイッチです。

身体にいいことづくめのファスティング。
なによりいいのは、特別な道具は必要なく、
特定の食品などに頼る必要もないから、
思い立ったらすぐに始められること。
むしろ1食分の費用が浮くので、
その分ほかの楽しみにお金をつかうことも可能です。

誰にも邪魔されず、
食事をするタイミングを自分なりにカスタマイズできる
リモートワークデイに行う「リモ断」なら、
きっと挫折知らず！
「リモ断」で健康な身体を手に入れられるでしょう！

読者のみなさんが、目標を持って無理なく「リモ断」できるよう、
栄養学・運動生理学の知識を活かし、
これまで実践してきたハーフデイ断食や、
ファスティング合宿の経験もふまえて、お話ししていきたいと思います。

宇多川久美子

目次

Part 1 ハーフデイ断食から始めよう

Part 2

「リモ断」を実践してみよう

Part 3
「リモ断」でワンデイ断食にトライ

Part 1

ハーフデイ断食から始めよう

リモートワークデイは「リモ断」に挑戦するチャンスデイ

食べることは、人間にとって生きるために絶対に必要な行為です。

でも、現代の日本人の多くは、過食におちいっています。

少し自分を振り返ってみてください。**お腹が空いたから食べるというよりは、食事の時間になったから食べるという単なるルーティンになっていないでしょうか。**「一日3食、食べるべき」という〝常識〟に支配されていないでしょうか。

食べ物の消化には、体内エネルギーの約80％が費やされると言われます。食べ過ぎるとたくさんの消化酵素が必要になり、多くのエネルギーを消耗しますし、身体に負担がかかります。なかでも消化に大きく関わる胃腸は、食べ物が入ってくれば常に活動しなければならないわけですから、たくさん食べれば、その分疲労します。慢性的

ハーフデイ断食のイメージ

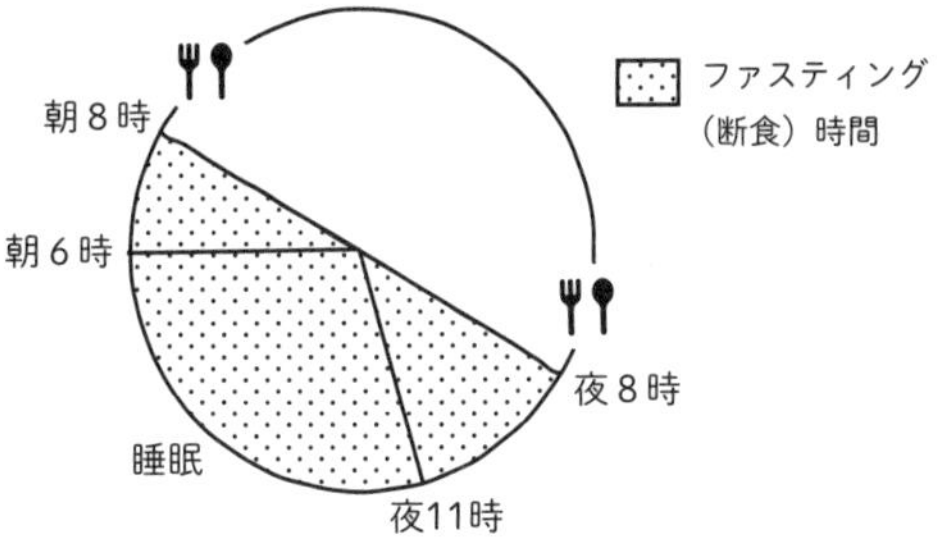

ハーフデイ断食＝12時間は胃腸を休ませる

な**過食が続くと胃腸の働きは低下してうまく機能しなくなりますし、臓器の3割以上を占める胃腸が疲れると全身に悪影響が起こります。**

疲れた胃腸を回復させるには、どうすればよいのでしょうか。

簡単です。休ませてあげればよいのです。内臓をしっかり休ませてあげることで、白血球が活性化して免疫力が高まります。また、消化に使うエネルギーが減ることで、代謝にエネルギーを使うことができるようになり、継続して行うことで脂肪が燃焼しやすい身体へと変えていくことができます。

胃腸を休ませる＝消化をさせない＝食べないことです。

でも身体のためには、きちんと食べることも大切です。それに、毎日3食食べている人が、いきなり1日、あるいは2日の断食をすると、身体がびっくりしてしまうかもしれないので、**まずは、食間を12時間空けるハーフデイ断食からスタートしましょう。**ここには睡眠時間も入るので、それほど難しいことではありません。

ハーフデイ断食を始めるのにリモートワークデイがふさわしい10の理由

何故リモートワークデイだとハーフデイ断食がしやすいのでしょうか？

❶自宅で過ごすリモートワークデイは、自分で時間を管理しやすく、ほかの人の影響を受けにくいので、新しいことに挑戦しやすい。

❷仕事のスケジュールを管理するのと同様に「食べる時間も管理する」と考えれば、取り組みやすい。途中でくじけてしまっても次のリモートワークデイに仕切り直せばいいので、次の休日を待つよりリトライのチャンスが増える。

❸リモートワークで通勤やオフィスワークでの移動が減る分、活動量も減っている。食べる量を減らすことは代謝を考えるうえでも望ましい。

❹平日の日中なら家族の都合に合わせる必要が比較的なく、「リモ断」のハー

フデイ断食に必要な、朝食または昼食をなしにする方法が自由に選べる（平日の日中は家族も外出していることが多いので）。

❺食事を会社の同僚などと合わせる必要がなくなる。同僚に誘われたからランチを食べに行くとか、仕事終わりに会食に行くということもないので、〝食事を控えようと思っていたのに、つい食べてしまう〟ことが起きない。

❻ファスティング（断食）中は頭がクリアになり、仕事が捗《はかど》るようになる。特に昼食をなしにする場合は、食後に眠くなるということがないので、午後からの仕事が効率よく進むという経験者は多い。

❼就業日だからやるべき仕事に集中せざるを得ず、その分、休日などの日中

より空腹を感じにくいので、ファスティングが成功しやすい。

❽ハーフデイ断食の頻度を上げていくことを考えても、平日を活用するほうがやりやすい。

❾リモートワークデイは就業日なので、不意な予定が入りにくく、「リモ断」を行いやすい。休日の場合は、家族や友人からのお出かけや食事の誘いなど、不意に予定が入ったりして断りづらく実行できないことがある。

❿休日を家族や友人と出かけたり、好きなものを食べたりする〝お楽しみ日〟にすることで、家族や友人とのコミュニケーションも損なわず、平日の「リモ断」をがんばるモチベーションにもなる。

いかがでしょうか。リモートワークデイは10の理由の中でも挙げたように時間管理がしやすく、生活スタイルが変わったことによる代謝バランスを考えるうえでも、ハーフデイ断食を導入するのにもってこいのチャンスデイなのです。

そもそもリモートワークが取り入れられたことで、朝食を食べて出勤し、ランチタイムに昼食を摂り、帰宅して夕食を食べるというルーティンを取る必要がなくなりました。外食する機会が減ったことで、いつ食べるか、何を食べるか、どう食べるかなど、食事に関する多くのことを考え直した人も多いのではないでしょうか。

「リモ断」は、自分と食について、そして自分の身体について考えるよい機会にもなると思います。

自分の仕事や生活のスタイルに合わせて誰でもトライできるハーフデイ断食

実は、私は毎日、ハーフデイ断食で過ごしています。

現代の日本では、朝昼夜と3食摂るのが常識のようになっていて、「朝の食事は金、昼は銀、夜は銅」と言われることもありますし、「朝食は一日の活力のもとになるのだから、抜いてはいけません」とも言われます。

そうなのかなと思って朝昼夜と3食食べていたこともありました。でも、3食摂ると、なんとなく身体が重いなと感じていたのです。〝朝ご飯は金だからしっかり摂る〟という食生活では、かえって軽やかにスタートを切るのが難しいというのが実感でした。そこで、朝食を食べずに過ごすようにしたら、とても快調で、私には朝ご飯を摂らないほうが合っていると思うようになったのです。

私が実践しているハーフデイ断食についてご紹介しましょう。

起床後は、コップ一杯の水を飲み、午前中は植物性ミネラル入りの酵素ジュースで過ごします。昼12時から夜12時までの間に、仕事のタイミングをみながら、2回食事をするという感じです。

夜12時なんてそんな遅い時間まで……と驚く方がいるかもしれません。私が夜12時まで食べてよいとしているのは、自分の仕事スタイルに理由があります。

講演の依頼は夜のことが多く、終了後に懇親会で食事をするということが少なからずあります。懇親会ではわいわいおしゃべりしながら何かを口にしますし、ときに盛り上がって終電近くになったりすることもあるので、食事を終える時間を12時としています。リモートでの活動が多くなってからも、夜のセミナーが増えたので、配信を終えてからの食事となります。そこから12時間、食間を空けたいので、一日の初めての食事は昼12時以降としているわけです。

ですから、食事をする時間は、みなさんそれぞれの都合で選んでかまいません。自分の生活リズムの中で決めてＯＫです。

たいてい夜8時には食事を終えるという人なら、翌日は朝8時以降には食事をしてよいのです。あるいは、夕食時間帯に接待が多いという人は、私と同じような時間管理になるでしょう。自分の仕事の状況や生活のスタイルに合わせて、誰でもトライできるのがハーフデイ断食のよいところだと思います。

あとで紹介する健康法の「ナチュラルハイジーン」（30ページ参照）と照らし合わせると、夜8時から朝4時の時間帯は、身体にものを取り入れる時間ではありません。ただ、私はこの「ナチュラルハイジーン」を理解したうえで、自分の生活リズムに合わせて、自分の身体と相談して決めています。無理をする必要はないと思います。

私が行っているハーフデイ断食では、特に食事の内容や量に制限を設けていません。もちろん食べ過ぎてはいけませんが、あれはダメ、これはダメ、こうでなくては……と制限をつけると、日常的に続けることは難しいと思います。

ただ、心がけているのは、**ベジタブルファースト**。

①食物繊維が豊富な野菜⬇②たんぱく質が摂れる肉や魚、大豆製品など⬇③主食のご飯など、という食べる順番をできるだけ心がけています。ただし、おかずをすべて食べきってから主食を食べるというわけではなく、まず野菜を食べたうえで、残りのおかずと主食をバランスよく、おいしく食べるという感じです。野菜はサラダだけでなく、おひたしや和え物でもＯＫ。自宅にいるときは生野菜にディップソースをつけて食べたりもします。

野菜を先に食べるのは、食後の血糖値を上げないための作戦。食物繊維の多いものを先に食べると、後から体内に入ってくる糖質の吸収を抑えることができます。血糖値の急激な上昇を抑えることで、インスリンの分泌量をコントロールし、生活習慣病へのリスクを軽減することにつながります。

昼12時までは食べない時間にしていますが、これも厳密なものではありません。例えばランチに誘われたとき、スタートが12時より少し前だとしても断ったりしません。宿泊したホテルの朝食がおいしそうならいただきますし、もともとお肉はそれほど欲しないので普段はあまり食べませんが、焼き肉に誘われたら喜んで行きます。

ただし、食事の回数が減ると、水分とミネラルが不足しやすくなるので、酵素ジュースや植物性ミネラルなどで補うようにしています。

ワンデイ以上のファスティングを行う場合は、ファスティングに入る前と、終えた後の食事に気をつけなくてはいけませんが、ハーフデイ断食では特に気にする必要はありません。だからこそ、無理なくトライすることができるのです。1週間に1回または2回行うだけでも内臓が休まり、効果が得られると思います。

食事の摂取、吸収、排泄という身体のサイクルを理解する

「ナチュラルハイジーン」は19世紀にアメリカで開発された健康法です。

1830年代に薬や手術を主流とする医学に疑問を持った医師たちが体系づけた健康理論に基づいており、新鮮な空気や水、人間の身体にふさわしい食事、十分な睡眠や休養、適度な運動、日光浴、ストレスマネジメントによって、人間が本来持っている浄化力や治癒力、機能維持力を高め、健康を維持していこうというものです。

食べ物の摂取、吸収、排泄は一日中行われていますが、「ナチュラルハイジーン」の考え方では、それぞれが効率的に機能する時間帯を次のように8時間ごとに分けています。

「ナチュラルハイジーン」の一日のサイクル

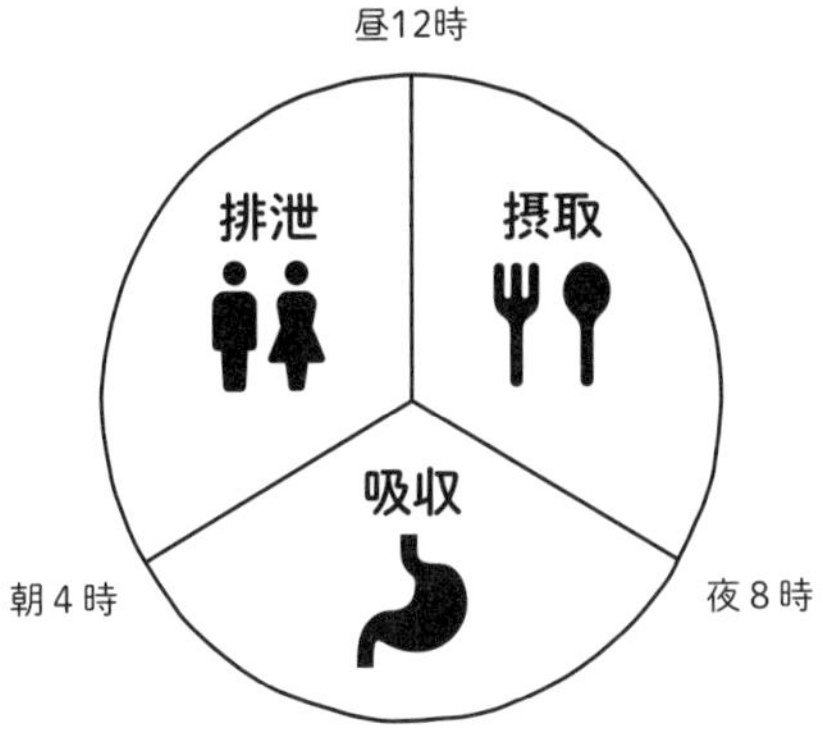

【摂取の時間帯】

昼12時くらいから夜8時くらい

●食べ物を取り入れ消化する機能がもっとも効率よく促進される

【吸収の時間帯】

夜8時くらいから朝4時くらい

●食べたものを吸収して利用する機能がもっとも効率よく促進される

【排泄の時間帯】

朝4時くらいから昼12時くらい

●体内の毒素を排出する機能がもっとも効率よく促進される

朝4時になったら排泄の時間がスタートして、昼12時になったら摂取にスイッチするという厳密な話ではありません。おおよそこのくらいの時間帯で摂取、吸収、排泄の機能が効率的に働くようになります、ということです。

「ナチュラルハイジーン」を厳密に実行するなら、食べ物を摂るのは昼12時くらいから夜8時くらいの時間帯に収めるほうがよいのですが、先ほどお話ししたように私の生活サイクルでは夜8時に食事を終えるのが難しいときもあるので、夜12時までとしています。もちろん、毎日、夜12時まで食べているわけではなく、仕事などの状況を見て、できる限り夜8時くらいまでに食事を終えるように心がけています。

一般的に朝食を食べるような時間帯は、排泄の機能が効率よく働いています。食事をすると身体は消化にエネルギーを使う必要があるので、排泄がうまくいかなくなってしまう可能性があります。このこともあって、この時間帯は食べずにいようというのが私のハーフデイ断食のやり方。ですから、次の日に食事をするまでには16時間くらい空くことも珍しくありません。

食べる時間と食べない時間をガチガチに決め込んでしまうと、仕事や家族の状況によっては実行するのが難しくなることがあると思います。実行できずに、「ちゃんとできなかった」と思うのはストレスになりやすいですし、嫌になって続けられなくなってしまいます。

ちょっと〝ゆるい〟くらいの決めごとにしておくのが生活サイクルの中でハーフデイ断食を続けていくコツの一つなのではないかなと思っています。

ちなみにほかにも**ハーフデイ断食が続けやすい理由は、特別な道具がいらないことと、特定の食べ物などに頼る必要がないこと。**費用がかからず、それどころか、食事の回数が減るから節約にもなります。あるいは、3回分の食費を2回、または1回に充《あ》てられるので、その分、少し贅沢な味わいを楽しむことができると思います。

体温、ホルモン分泌などの基本的機能には体内時計が関与している

「ナチュラルハイジーン」は、「サーカディアンリズム」を基に考えられた理論です。**「サーカディアンリズム」というのは、地球上の生物が生まれながらにして持っている生体リズム、つまり体内時計のこと**です。ラテン語で、サーカは〝約〟、ディアンは〝一日〟のことで、日本語では概日リズムと言います。

生物は地球の24時間の自転周期による昼夜の変化に同調して、ほぼ一日の周期で体内環境を変化させています。この「サーカディアンリズム」を制御する仕組みを遺伝子レベルで明らかにしたのが、アメリカのジェフリー・ホール、マイケル・ロスバッシュ、マイケル・ヤングの3人の科学者で、2017年のノーベル生理学・医学賞を受賞しています。

「サーカディアンリズム」の一日の変動

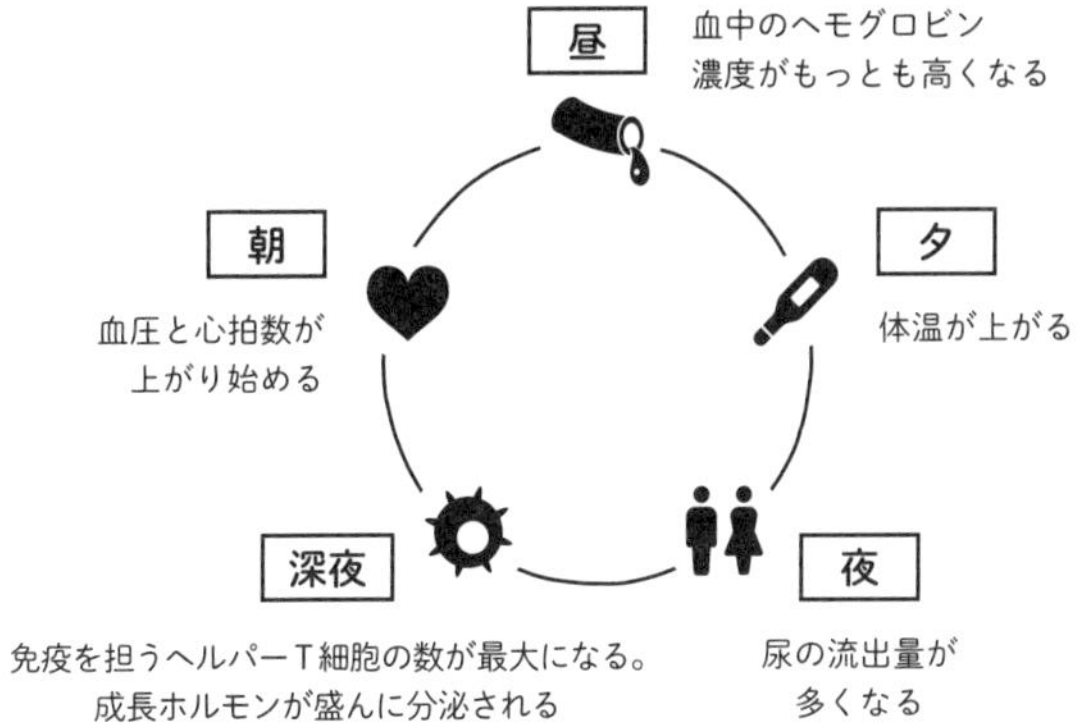
昼
血中のヘモグロビン
濃度がもっとも高くなる
夕
体温が上がる
夜
尿の流出量が
多くなる
深夜
免疫を担うヘルパーT細胞の数が最大になる。
成長ホルモンが盛んに分泌される
朝
血圧と心拍数が
上がり始める

ほぼ一日周期で、覚醒や睡眠などに関わる体内時計が機能しているわけですが、こうした表から見える身体の変化だけでなく、血圧、体温、ホルモン分泌なども調整されていて、おおよそ次のような時間帯で変化が起こります。

【朝】血圧と心拍数が上がり始める
【昼】血中のヘモグロビン濃度がもっとも高くなる
【夕】体温が上がる
【夜】尿の流出量が多くなる
【深夜】免疫を担うヘルパーT細胞の数が最大になる。成長ホルモンが盛んに分泌される朝は、これから活動するというタイミングで血圧と心拍数が上がり、その後は活動が活発になるので血中ヘモグロビンの濃度が高まります。ヘモグロビンは筋肉に酸素を運ぶ役割を担っているので、しっかり動ける身体にしようという動きです。

夕方になると体温が上がってきますが、夜にかけて体温が下がり、その差が大きいほどよく眠れるので、よい睡眠のための準備になります。

そして夜には一日の老廃物を排出できるように尿の流出量が多くなり、深夜は身体のメンテナンスをする時間になっているということです。そして、成長ホルモンも活発になります。

睡眠をしっかり取ることで疲労が回復するのは、誰でも体験済みですし、よく〝寝る子は育つ〟と言われますが、この言葉は科学的にも正しいということを証明してくれたわけです。

こうした科学的な知識を得て、自分の生活リズムを見直すことは大切ですが、「サーカディアンリズム」があるのだから、これに合わせて生活しなくてはならないということではありません。自分の身体や生活リズムに合うなら取り入れるというくらいに捉えてよいことだと思います。

長寿遺伝子・サーチュイン遺伝子のスイッチをオンにする

「サーチュイン遺伝子」という言葉を聞いたことがあるでしょうか。「長寿遺伝子」、「若返り遺伝子」とも呼ばれていますが、２０００年に米国・マサチューセッツ工科大学のレオナルド・ガランテ教授が酵母の中から発見した遺伝子です。その後の研究によって、人間もこの遺伝子を持っていることが明らかになりました。

「サーチュイン遺伝子」は、細胞を傷つける活性酸素の除去、細胞の修復、脂肪の燃焼、シミやシワの防止、動脈硬化や糖尿病の予防、認知症や難聴などの予防にも好影響をもたらすことがわかっています。

まさに、**健康寿命を延ばす「長寿遺伝子」**であり、いつまでも若々しさを保つことができる「若返り遺伝子」です。

こんなにたくさんの嬉しい機能を持っている遺伝子ですが、いつも働いてくれているわけではありません。実は身体の中には存在するものの、普段は眠った状態になっているのです。

この**「サーチュイン遺伝子」のスイッチをオンにするのが、空腹です。**

現代は、日本をはじめ、飽食になっている国や地域がたくさんありますが、人類の歴史を遡ってみれば、飢餓との闘いがありました。飢餓状態がしばらく続いても生命を保つことができる装置として、「サーチュイン遺伝子」が生体メカニズムに備わってきたのだろうと言われています。

空腹が「サーチュイン遺伝子」のスイッチを入れるということは、食間が長い睡眠時間は「サーチュイン遺伝子」が働きやすい時間帯と言えます。「サーカディアンリズム」と併せて考えてみても、深夜、寝ている時間帯は、身体が修復されているということになるわけです。疲労回復と睡眠の関係は、こうしたことからも証明されています。

ちなみに、**空腹になることだけでなく、必要とされるカロリー摂取量の70%に抑えることでもスイッチが入る**と言われています。

一つの事例として、2009年の米国・サイエンス誌に掲載された、米国・ウィスコンシン大学国立霊長類研究センターが1987年から続けていたアカゲザルの研究成果があります。

大人（7〜14歳）のアカゲザルを、普通食より30%の食事制限をしたグループと、まったく食事制限をしないグループの二つに分けて、20年間にわたって調査をしたところ、食事制限をしたグループは食事制限をしないグループに比べて、がんや糖尿病、心臓病などの発症が少なく、また、見た目も若々しく、寿命が延びたことがわかりました。

これより以前には、単細胞生物や、小動物ではカロリー制限で寿命が延び、老化に関連する疾病の発症が減ることが示されていましたが、霊長類においても同様であることが証明されたのです。

「オートファジー」を働かせて身体を内面からリセットする

人間の身体は、骨、皮膚、筋肉、脳、血管、神経、内臓など、さまざまな働きをする器官によって成り立っていますが、すべての器官は細胞からできています。その数は、約37兆個とも、約60兆個とも言われています。

細胞を作っているのは主にたんぱく質。古くなったり、異常が発生したたんぱく質は体外に排出され、排出した分だけ食べ物から取り込んだ栄養でたんぱく質を作るので、細胞は絶えず入れ替わっています。ところが、代謝を繰り返しているうちに、排出されずに残ってしまうことがあります。そして細胞内に溜まった老廃物は、身体の不調を引き起こしたり、病気などの原因になったりします。

この**老廃物を処理する機能が、「オートファジー」です。**

食べ物から栄養が取り込まれなくなってしまうと、身体は新たにたんぱく質を作ることができなくなるので、身体を維持するために、排出されずに細胞内に残っていた古いたんぱく質などを集めて分解し、新しいたんぱく質を作り始めるのです。

なんと素晴らしいリサイクル機能でしょう。

ちなみにギリシャ語でオートは〝自分自身〟、ファジーは〝食べること〟を意味し、自食作用と訳されています。この「オートファジー」の仕組みを分子レベルで解明されたのが、東京工業大学の大隅良典《おおすみよしのり》栄誉教授です。２０１６年にノーベル生理学・医学賞を受賞されています。

「オートファジー」のスイッチをオンにするのも空腹です。

空腹になると、「サーチュイン遺伝子」のスイッチも「オートファジー」のスイッチもオンになり、身体の修復や再生が進むというわけです。

すると、ストレスの抵抗力を高める遺伝子が発現していきますし、活性酸素に対する抵抗性も高まっていきます。少し話を深めておくと、抗がん剤に対する抵抗性が高まり、抗がん剤や放射線治療の副作用を軽減することもわかっています。

この２つの機能がオンになる時間帯を意識的にしっかりと作っていくと、健康力がぐっとアップしていくことにつながります。

もう一つ、「オートファジー」の素晴らしい効果をご紹介しておきましょう。

細胞の中には、細胞の活動に必要なエネルギー源を作り出す小器官、ミトコンドリアがたくさん存在しています。古くなったミトコンドリアは大量の活性酸素を発生させてしまいますが、**「オートファジー」によってこのミトコンドリアも生まれ変わる**ので、身体に対する負担が減ります。そして新しくて元気なミトコンドリアが多いほど、たくさんのエネルギーを得ることができ、健康的で若々しい身体を保つことにつながります。

ファスティングをすると基礎代謝量が増える

私たちの身体は、ホルモンの働きによって管理されています。ファスティングの目的は身体を内側から整えることですが、**ファスティングによって体内のさまざまな機**

能がリセットされて、ホルモンの働きが整えられます。

食後血糖値に関わるインスリンもホルモンの一つ。食べ物を摂り、血糖値（血液中のブドウ糖の濃度）が上がると、膵臓《すいぞう》からインスリンが分泌され、血糖値を下げるように働きます。

食事をするたびにインスリンが分泌されるので、食事の回数が多いとインスリン値は高いままになり、インスリン値が高いと身体が体脂肪を蓄えるモードになってしまいます。食後の血糖値が上がりすぎないようにしたほうがよい理由の一つです。

実はファスティングをすると、基礎代謝量が増えます。

食べ物から糖を取り込めずインスリンが減るので、血糖値を上げる働きをする、つまり**インスリンと逆の働きをするホルモンが増えるのですが、これらのホルモンが身体を活性化させるからです。**

インスリンと逆の働きをするホルモン（インスリン拮抗ホルモン）には、グルカゴン、ノルアドレナリン、ヒト成長ホルモン、コルチゾールなどがあります。

グルカゴンは、膵臓で合成されるホルモンで、肝臓のグリコーゲン分解、アミノ酸からの糖新生（51ページ参照）を促し、血糖値を上げます。

ノルアドレナリンは交感神経の活動を高め、筋肉の収縮を促したり、心拍数を上げたりして、身体が活動し、基礎代謝量を上げる働きをします。

ヒト成長ホルモンは、寝ている間に脳下垂体で分泌されます。子どもの成長に欠かせないもので、成長期にもっとも多く分泌されます。これは年齢を重ねても分泌されるのですが、加齢によって分泌量が著しく低下してしまい、40歳代ではピーク時の半分、50歳代以降はピーク時の四分の一にまでなってしまうと言われています。

ヒト成長ホルモンは、筋肉量や骨密度を維持するために必要であり、免疫力のアップなどにも関わるホルモン。若々しさやエネルギッシュで疲れにくい身体づくりのためにも効果を発揮します。

コルチゾールは、肝臓での糖新生、筋肉におけるたんぱく質代謝や脂肪組織における脂肪分解などの代謝を司《つかさど》ります。

始めやすいハーフデイ断食はいいとこ取りのファスティング

炭水化物が消化されるまでの時間は、約2〜3時間です。空腹の時間が8時間以上続くと、体内で利用できるブドウ糖がなくなり、脂肪の分解が始まります。

一つの目安として食後12時間くらいで「オートファジー」の機能が発動し、さらに4時間後くらいには「オートファジー」の機能が全開になると言われています。

食間を**12時間以上空けるハーフデイ断食は、日常的に取り入れやすいうえ、脂肪を燃焼するモードに入って、「オートファジー」機能も作動する、いいとこ取りのファスティングではないでしょうか。**

さらにハーフデイ断食を生活に組み込むことで、時々食間をより長く空ける日を作れば、「オートファジー」機能がしっかり稼働してくれます。

ハーフデイ断食とオートファジーの関係

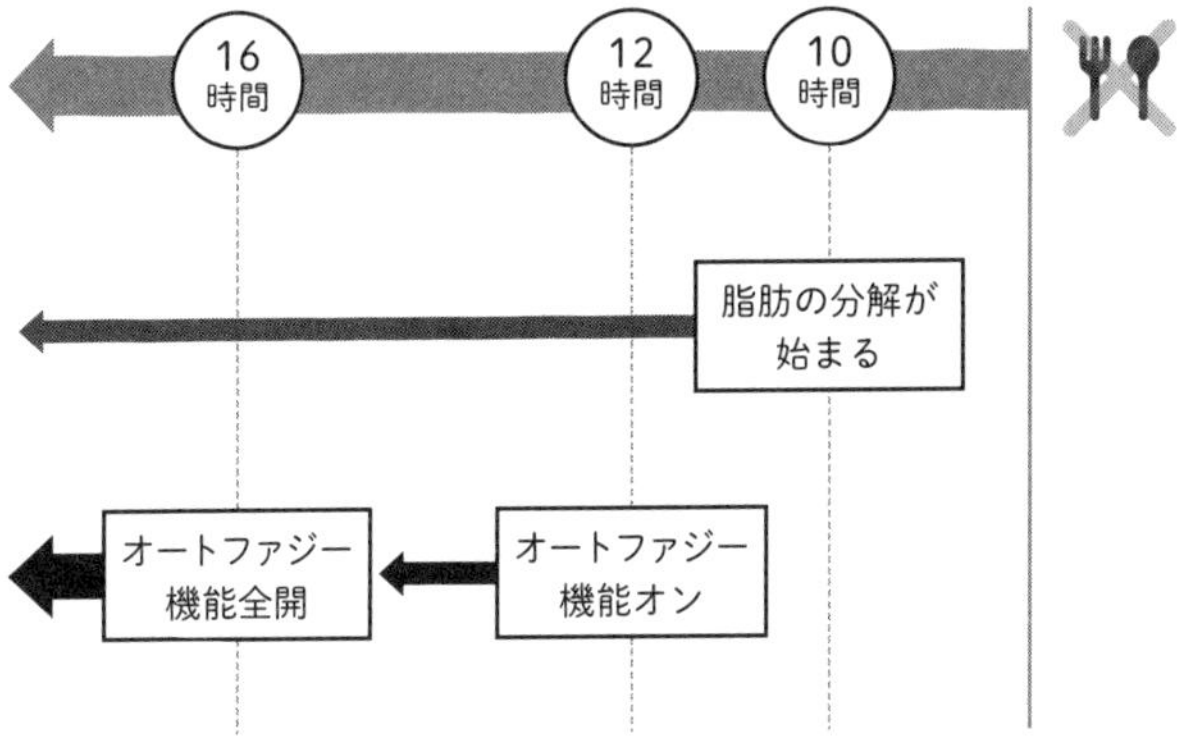

私も、日々の生活の中で食間を12時間空けることを基本にしていますが、仕事などの状況によっては14～16時間程度空くこともよくあります。

ハーフデイ断食を始めるときの食間の目安は12時間でOK。でも慣れてきたら、あるいは生活リズムによっては、それ以上食間を空けることも難しくなくなっていくと思います。**そうなればより効果を得ることができるでしょう。**

ハーフデイ断食は、〝日々の掃除〟数日間にわたる断食は、〝大掃除〟

成人に限っていえば、ファスティングをしてはいけない人というのは、基本的にいません。どなたでも取り組んでいただけますが、疾病を持っていて治療中の方などは、かかりつけ医に相談してください。また、ＢＭＩ値（ボディマス指数、ＷＨＯの判定基準で16未満は痩せ過ぎ）が10を切っているような方にはおすすめできません。生理中も控えてください。

ハーフデイ断食は、いつからでも始めることができます。また、１１０ページからご紹介しているように、ハーフデイ断食に慣れたらワンデイ断食に挑戦するのもいいと思います。

ただし、**ハーフデイ断食とワンデイ～数日間に及ぶ断食は、別物と考えていただく**

ほうがよいでしょう。

ハーフデイ断食は、誰でもいつでも始められる気軽なファスティングですが、ワンデイ～数日間に及ぶ断食を行うときは、**ファスティングに入る前（準備期）と終了後（回復期）の食事に少し気をつけなくてはいけません。**特に終了後は、胃腸がたっぷり休憩しているところに、急にいつも通りの食事を摂るのはおすすめできないからです。といっても、そんなに難しいことでも大変なことでもありませんので、ハーフデイ断食が合っているなと感じた人にはぜひ取り組んでいただきたいと思っています。

2日以上のファスティングに初めて取り組むときは、できれば適切な指導者のもとで行っていただくほうがよいと思います。実際に集まる合宿形式でも、オンラインでつなぐリモート形式でもよいでしょう。一人で行うよりも、一緒に行う人がいることも励みになるのでおすすめです。

ハーフデイ断食とワンデイ～数日間に及ぶ断食の違いは、**ハーフデイ断食は日々の**

お掃除や中掃除、ワンデイ〜数日間に及ぶ断食は大掃除とイメージしてもらうとわかりやすいでしょう。1日でも2日でも、ハーフデイ断食を実行すれば胃腸は休まってきれいになりますし、継続して行えば〝きれい〟が持続します。そして時々、大掃除を行うことでより胃腸をはじめとする内臓も整っていくというわけです。

ケトン体を働かせて脂肪が燃焼しやすい身体に

1日以上のファスティングをした場合は、エネルギー代謝の面でも身体の変化が起きます。私たちの身体は、食事によって取り入れた栄養素を分解、吸収してエネルギーに変えています。みなさんがよくご存じなのは、糖質はブドウ糖に分解されてすばやくエネルギーになるということだと思います。

すぐにエネルギーとして活用されなかった分はグリコーゲンとして肝臓に蓄えられたり、脂肪として身体に蓄えられたりします。グリコーゲンは必要に応じてすぐにエネルギーに変えることができますが、肝臓には24時間以内に使い切れる量だけしかためられないので、オーバーした分は中性脂肪として身体に蓄えることになります。

実は私たちの身体には、３つのエネルギー生産システムが備わっています。

一つ目は、先ほど挙げた炭水化物などの糖質をブドウ糖に分解して使う**「解糖系」**というシステム。**食事から糖質を摂ると、解糖系が優先的に働きます。**

二つ目が、肝臓のグリコーゲンを使いきると働く**「糖新生」**という非常システム。筋肉中のたんぱく質や脂肪細胞からブドウ糖を作り、エネルギーに変換します。自分の身体を分解してエネルギーを生み出す、いわば人体の非常システムです。

さらに、ブドウ糖が不足した状態が続きエネルギーを生み出せなくなると、身体は解糖系・糖新生から三つ目の回路**「ケトン体回路」**にシフトします。ケトン体回路で

エネルギーを生産する3つの回路

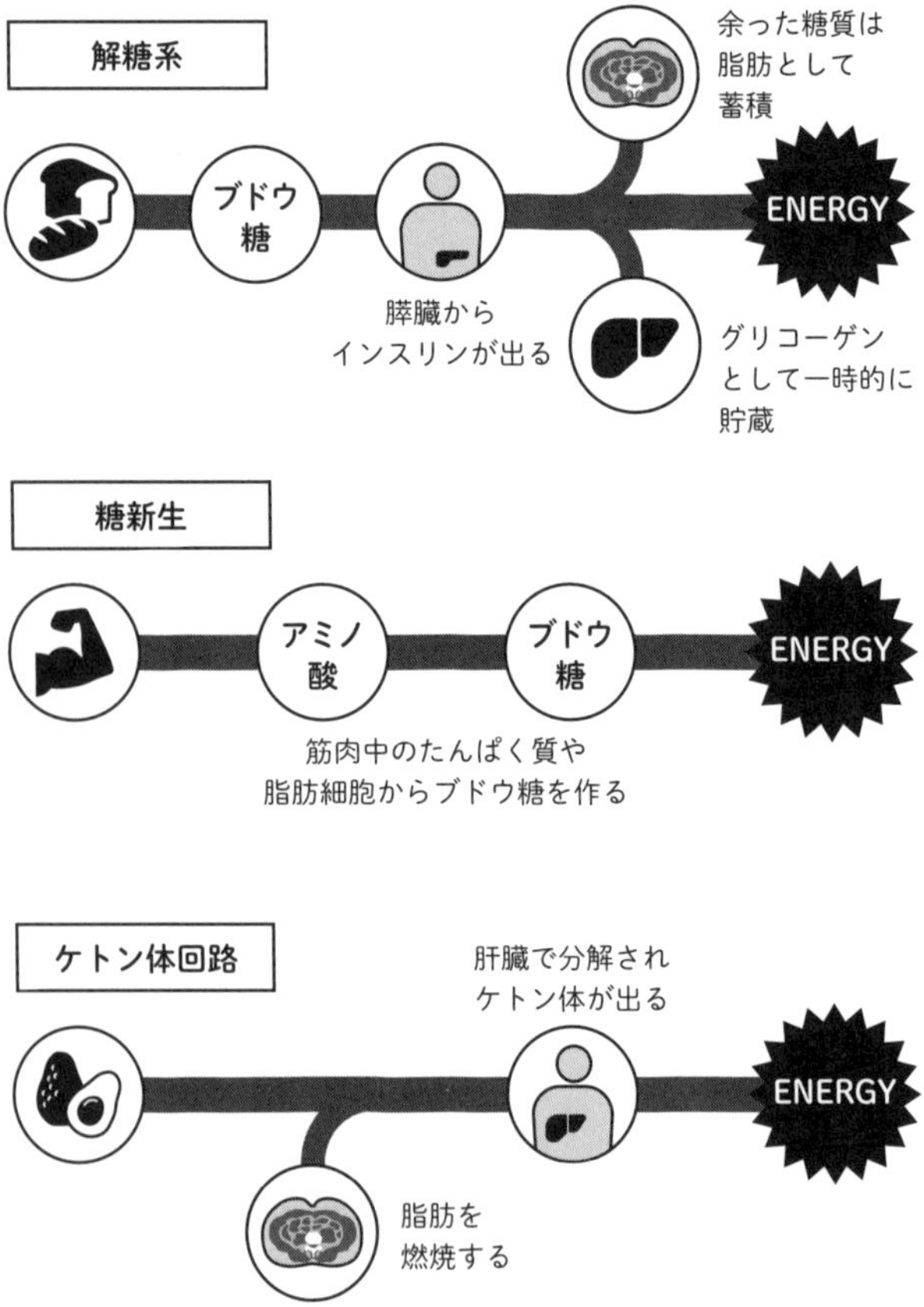

は、食べ物に含まれる脂質と身体に蓄えられた脂質を分解してエネルギーを作り出します。

この回路が働くときに作られるのがケトン体。具体的にはアセトン、アセト酢酸、βヒドロキシ酪酸という3つの物質で、肝臓で作られて血液中に放出されます。

このシステムが発動すると、食べ物に含まれる脂質や身体に蓄えられた脂質も分解されてエネルギーとなります。長時間、食べ物を摂らなくても身体を維持することができるのは、このケトン体のおかげです。

解糖系は数時間程度で燃料切れを起こしてしまいますが、ケトン体回路は中性脂肪を燃料にすることができるので、長時間働き続けることができます。

つまり、**ケトン体が作られる状況になれば脂肪燃焼が進み、ケトン体回路が作動する時間が長いほど脂肪が燃焼するというわけです。**

ハーフデイ断食に慣れてきた方は、Ｐａｒｔ3から紹介するワンデイ〜数日間のファスティングを次のステップとして考えてみてはいかがでしょうか。

体験談1

健診をきっかけにハーフデイ断食を開始。期待通りの結果に！

40代女性

生命保険を掛けかえる際、健康診断を受けて、結果を提出することになりました。コロナ禍の中だったこともあり、その前に受診したのは2年前。正直なところ、2年前の健康診断では、さまざまな数値は黄色信号という状況でしたし、悪化していたらどうしようと心配になりました。そして、診断結果がよければ保険料が割引になるということを聞き、よいきっかけだと思い、健診日の20日ほど前から、ハーフデイ断食を始めました。

食間を12時間から16時間くらい空け、食事は炭水化物をごく少なめにして、たんぱく質と野菜をメインに。そして、毎日の晩酌もなしにして、20分程度のウォーキングもできるだけ行くようにしました。

すると、検査結果にびっくり。２年前と比べると、空腹時血糖値は１００mg／dℓから53mg／dℓに、糖尿病かどうかを見るＨｂＡ１ｃは５・７％から５・３％に、悪玉コレステロールのＬＤＬコレステロール値は１２９mg／dℓから１０７mg／dℓになるなど、ほとんどが花丸。かかりつけの医師に「優秀な数値だね」と太鼓判を押していただきました。本来の目的は数値の改善でしたが、体重も約２kg落ちたのが嬉しかったです。

ハーフデイ断食を始めた当初は、お腹が空いてお腹が空いて、健康診断が終わったら何を食べるかということばかり考えていたのですが、20日間がんばったあとは、それほど「食べたい！」という気持ちはなくなっていました。

その後もハーフデイ断食を継続。炭水化物も適度に食べるようにし、アルコールも解禁しましたが、体重は月に０・８kgほどのペースで落ちています。急激に体重を落とすよりも、身体に優しいのではないかと感じているところです。

体験談2

ハーフデイ断食のために夜食習慣をリセット。減量できた

50代女性

コロナの自粛生活で、通っていたスポーツジムに行かない時期が半年ほど続き、食生活はそのまま、しかも間食が次第に増える生活をしていたら、ある日、それまで感じたこともない胸痛を感じました。医療機関を受診して心臓や肺、胃の検査をしても問題はないと言われたのですが、肝臓の数値がやや上がっていました。以前から脂質異常症でしたが、肝臓の数値がひっかかったことはなかったので、ショックでした。明らかに何か身体がおかしいという時期が続くので、ハーフデイ断食を試してみようと思いました。

普段から朝9時、夕8時の2食でおやつの時間に甘いものをつまんでという生活パターンです。ただ、就寝前に小腹が空いて何かつまんでしまうというのが止

められずにいましたので、ハーフデイ断食を念頭にこの夜食をぐっとこらえることが、まずは先決でした。起床後すぐ朝食が欲しくなるタイプではないため、遅めの朝食を10時に摂れば14時間のファスティングになります。

ファスティング用のスマホアプリなどもありますが、自分にコミットするために、24時間の行動予定が書き込める「24時間円グラフ」をネットからダウンロードして、毎日のハーフデイ断食の予定を「見える化」しました。

やり方はとても単純で、夕食を終えたら、翌日の1食目の予定を12時間以上後に計画して書き込むのです。この手書きのグラフを見ることで、途中の間食もがまんでき、翌日の1食目の時間が来るまでファスティングできました。

最初のうちは頭痛なども起こりましたが、次第にグーッとお腹が鳴る空腹が心地よくなり、今はハーフデイ断食を週に2、3回するように心がけています。がんばれるときは、朝食なしで昼食からにして16時間空くことも。

3週間ほどで体重も3kg減に成功しました。胸痛も治まってきています。

Part 2

「リモ断」を実践してみよう

思い立ったが吉日！ 次のリモートワークデイにさっそく挑戦しよう

これまで、仕事がオフの土日などにファスティング（断食）をやってみようと思いながらも、外出や会食の予定が入ってくじけてしまった人もいるかもしれません。でも、リモートワークデイなら自分で時間や行動が管理しやすいので、「リモ断」に挑戦するのにぴったりだと思います。

１日以上のファスティングは、食べない日数と同じだけの準備デイや回復デイを設ける必要がありますが、**まずは準備デイも回復デイもいらない、ハーフデイ断食から始めてみましょう**（持病があり、定期的な検診などを受けている方はかかりつけ医に相談してから始めてください）。

いつ始めてもいいのですが、初めてチャレンジするときは少しだけ事前に準備をしましょう。準備といっても、ほんの少しだけ。**「リモ断」のタイムスケジュールを練ることです。**ハーフデイ断食は日常的に導入できるくらい手軽なファスティングなのですが、一日3食食べている人には、いつ食べればよいのか、食事のタイミングがつかみにくいことがあるからです。

「リモ断」をしっかり実行するため事前にタイムスケジュールを練る

◆前日の最後の食事摂取から、12時間後が何時になるかをチェック

ハーフデイ断食では、食間を12時間以上空けます。普段、夜8時に食事を終える人なら、翌日は朝8時までを断食の時間に設定することになります。日常的な食事の時

間帯から、だいたいの時間をつかんでおきましょう。実際に行うときにはリモートワークをする前日の行動によって多少ずれるかもしれませんが、出勤しなくてよいリモートワークデイなら、コントロールしやすいでしょう。

◆食事をしてよい時間の中で、どのタイミングで食事を摂るか

ハーフデイ断食では、食事の回数は1日に1回か2回にしますが、最初から1回というのは難しいかもしれないので、**2回食べる設定で考えましょう。**

私が日々行っているように、朝食をなしにして、前日の食事から12時間後に1食目を摂るというのは、眠っていた胃腸をゆっくり起こすことにもなりますから、身体に優しいスタイルだと思います。**勤務時間帯に限らず、起きてから最初の食事までの時間を空けるこのスタイルなら時間の管理がしやすいでしょう。**

朝食はしっかり摂りたい派、あるいは家族で顔を合わせるのは朝食のときだけなので大切にしたいという人は、昼食をなしにするスタイルでもかまいません。朝食を終えてから12時間以上空けて、2食目を摂ります。

家族がいる方は、家族との団らんも大切なので、一緒に食事をするのはどのタイミングがよいかなども考慮したほうがよいでしょう。

タイムスケジュールを立てるときに大切なのは、**食事を〝終えて〟から12時間以上空けるというところ。**あまり厳密に捉える必要はありませんが、これを覚えておいてください。

リモートワークデイを利用し、長期的に行うことも可能

繰り返しますが、**ハーフデイ断食は、1週間に1回、または2回行うだけでも内臓が休まり、効果が得られます。**実行してみて自分に合っているなと思ったら、好きなタイミングで何度でも試してみましょう。何度か試してみて慣れてきたら、リモートワークの状況に応じて、継続して行うことも可能です。

人によって、リモートワークの状況は異なります。出社とリモートワークが1日おき、あるいは一週間交代という人もいれば、週に1~2回だけ出社して残りはリモートワークという人もいるでしょう。出勤日は同僚や社外の人と食事をすることもあると思いますので、**リモートワークデイに「リモ断」をすることを中心として、自分の**

やりやすい方法、無理のない方法で進めてください。

ハーフデイ断食の方法は、主に、**「前日の夕食から昼食までを空けるパターン」**、**「前日の夕食から朝食までの時間を空けるパターン」「昼食をなしにして朝食から当日の夕食までの時間を空けるパターン」**。その日の都合に合わせて変更したり、組み合わせることも自由です。この3つのパターンを使ったハーフデイ断食をする中で、自分に合ったスタイルもわかってくると思いますので、自分らしくカスタマイズしてみましょう。

参考までにいくつかの例を挙げておきます。

タイムスケジュールの例①

前日の夕食から当日の昼食までの食間を空ける

朝9時から夜5時までが勤務時間で、昼12時から1時がお昼休みという方の場合の一例で、**朝食をなしにするパターンです。**

起床後は、水やノンカフェインのお茶などを飲み、また、一日分の水分を準備しましょう。必要に応じて1食目の食事も準備します。

朝9時に仕事を開始し、昼12時から1時間の休憩を取ります。ここで1食目の食事。前日の夕食を何時に終えたかによりますが、おおよそ12時間から16時間くらいの時間が空いているはずです。図のように前日の夕食を夜8時に終えていれば、昼食を摂る12時までの食間が16時間になります。これで、ハ

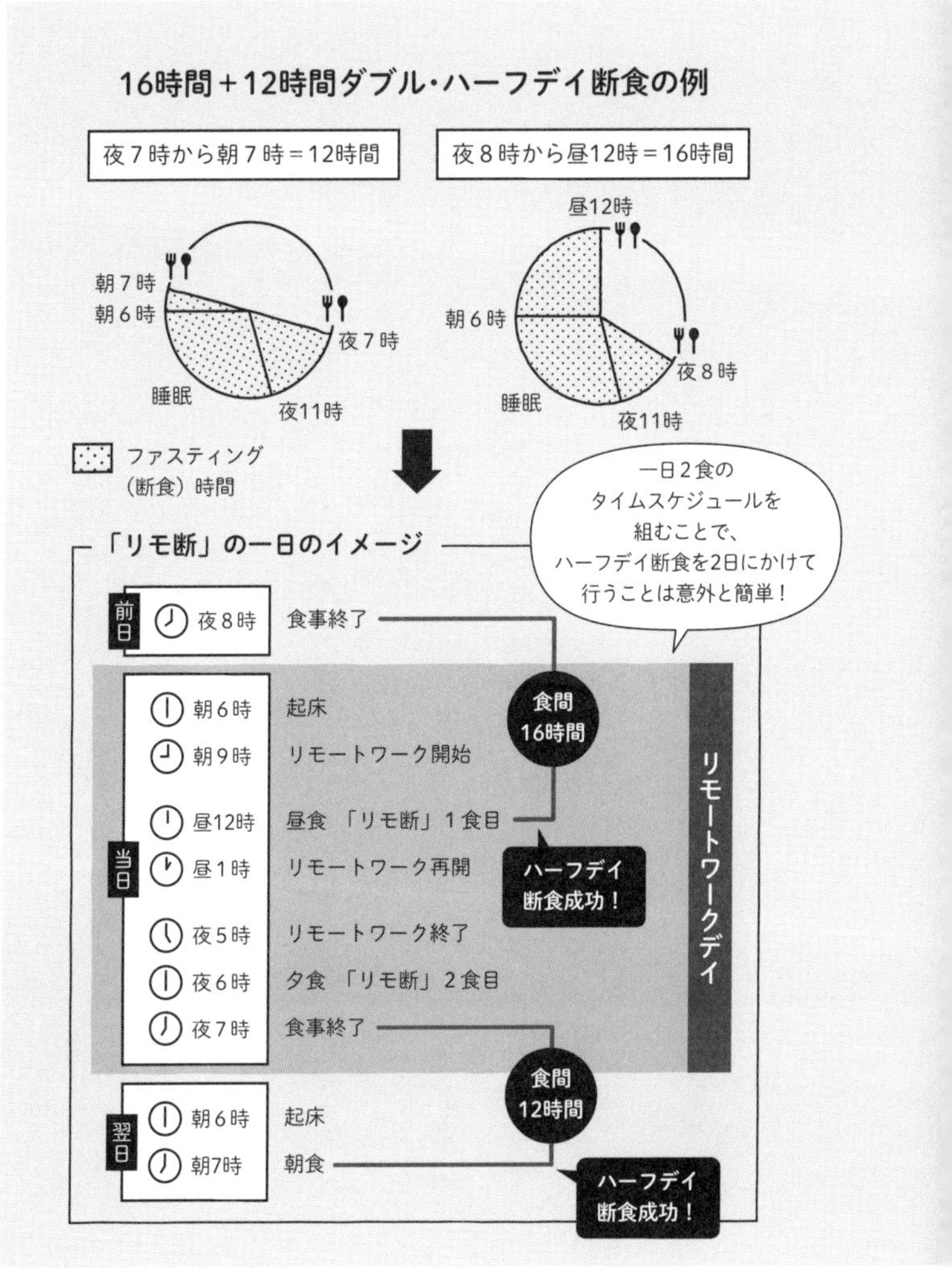
16時間＋12時間ダブル・ハーフデイ断食の例
夜7時から朝7時＝12時間
夜8時から昼12時＝16時間
朝7時
朝6時
夜7時
睡眠
夜11時
昼12時
朝6時
夜8時
睡眠
夜11時
ファスティング（断食）時間
一日2食のタイムスケジュールを組むことで、ハーフデイ断食を2日にかけて行うことは意外と簡単！
「リモ断」の一日のイメージ
前日
夜8時 食事終了
当日
朝6時 起床
朝9時 リモートワーク開始
昼12時 昼食 「リモ断」1食目
昼1時 リモートワーク再開
夜5時 リモートワーク終了
夜6時 夕食 「リモ断」2食目
夜7時 食事終了
翌日
朝6時 起床
朝7時 朝食
食間16時間
食間12時間
ハーフデイ断食成功！
ハーフデイ断食成功！
リモートワークデイ

ーフデイ断食の「リモ断」が実行できたことになります。

ワンデイ以上のファスティングでは、断食明けの食事はおかゆから始めるなどの注意が必要ですが、ハーフデイ断食ではそれほどの気遣いは必要ありません。昼食は79ページ～84ページの内容を参考にして食べてください。

昼1時から仕事を再開して、夜5時に終了。夜6時からは家族と食事を楽しむ団らんの時間です。

さて、せっかく「リモ断」デイなのですから、あと半日がんばってみませんか。夜7時くらいには食事を終えて翌朝まで固形物を口にせず、朝食を朝7時に摂れば、食間が12時間以上空くので、もう1回ハーフデイ断食ができます。

つまり1日の「リモ断」デイで、連続2回のハーフデイ断食ができることになります。胃腸もしっかり休められることでしょう。

タイムスケジュールの例②

当日の昼食を摂らず食間を空ける

①と同じく、朝9時から夜5時までが勤務時間で、昼12時から1時がお昼休みという方の場合の例です。

朝食は朝8時までに食べ終え、**昼食をなしにする方法です。**夜8時から夕食を摂ることにすれば、食間が12時間空きます。

朝食を大切にしたい人や朝食べないと調子が出ないという人はこちらのほうが向いているかもしれません。

昼の休憩の時間は、朝読めなかった新聞をじっくり読むのでもいいですし、

昼12時間ハーフデイ断食の例

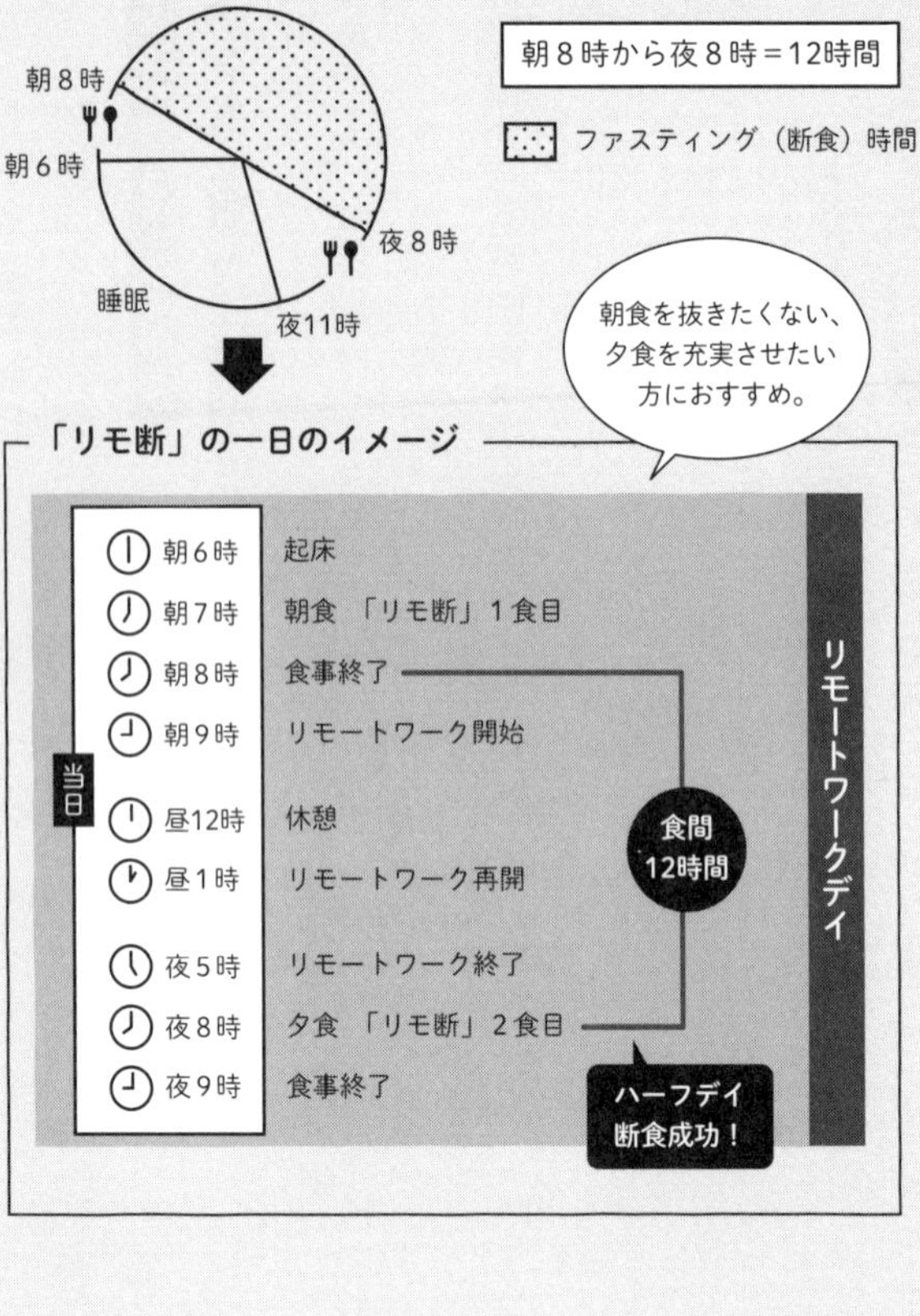

リモートワークで活動量が減っていることを補うための、身体を動かす時間にしてもよいでしょう。15分か20分ほど近所を散歩してきてシャワーを浴びれば、運動プラス気分転換にもなります。
94ページから103ページで紹介するエクササイズで身体を動かすのもおすすめです。

タイムスケジュールの例③

リモートワークが連続する場合

リモートワークデイが連続する場合、これまで紹介したように朝食を摂るのを止めて、前日の夕食後から当日の昼食までの16時間断食パターンや、朝食は摂って昼食をなしにし、朝食から夕食まで空ける12時間断食パターンなどが考えられます。

ここでは毎日連続して行う場合のタイムスケジュールを紹介していますが、**1日おきや2日おきなど、実行するタイミングは自由です。**

前日の夕食後から当日の昼食までを空ける場合、家族や友人との外食予定などが入れば夕食を終える時間は遅くなるかもしれませんが、夜12時までに食事を終えれば昼食までに12時間程度空くので、ハーフデイ断食ができることになります。ハーフデイ断食を継続中でも外食を楽しむことに問題はありません。

日中は家に一人という場合は、昼食をなしにするスタイルが実行しやすいかもしれません。

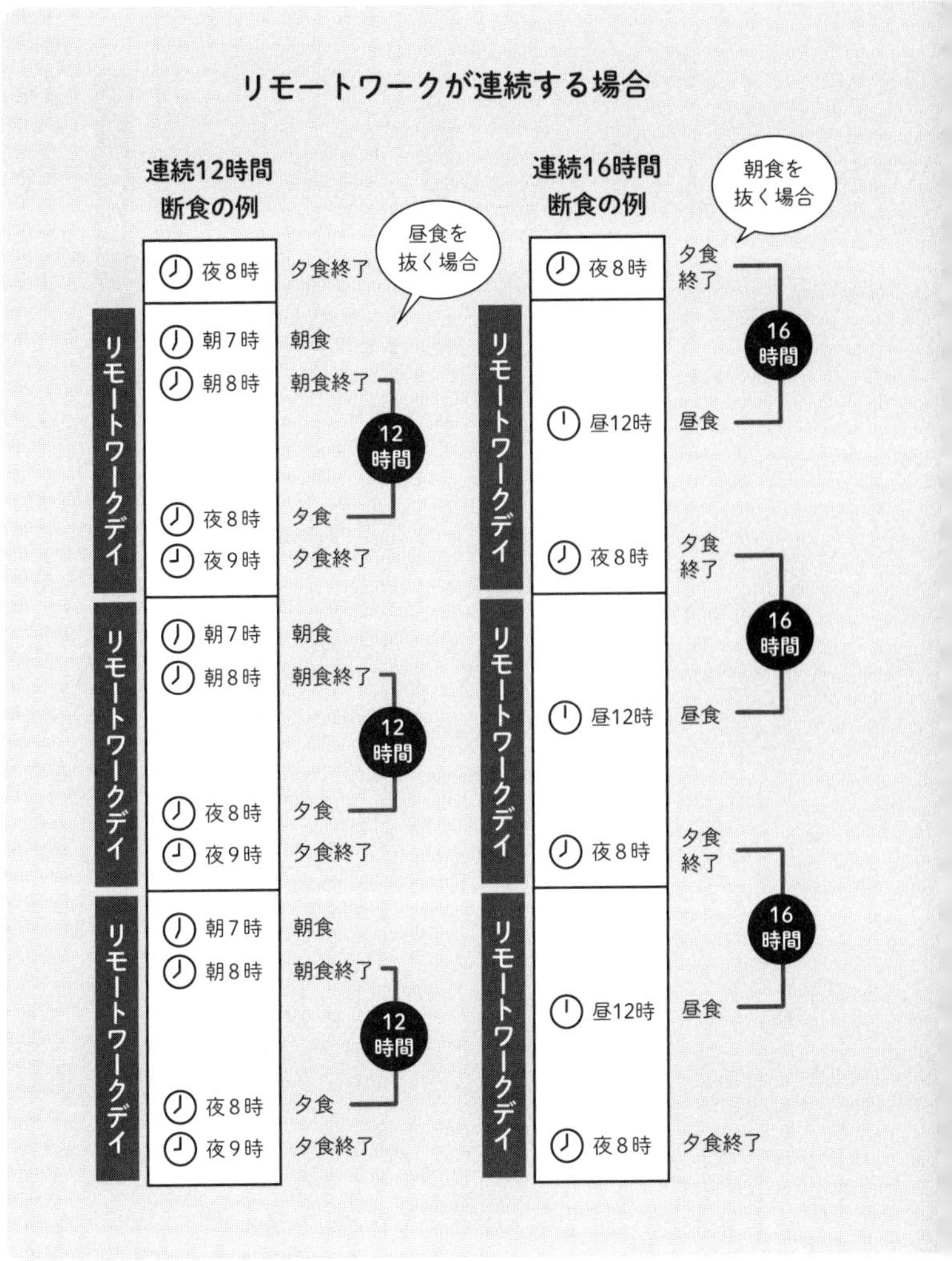
リモートワークが連続する場合
連続12時間
断食の例
昼食を
抜く場合
夜8時
夕食終了
リモートワークデイ
朝7時
朝食
朝8時
朝食終了
12
時間
夜8時
夕食
夜9時
夕食終了
リモートワークデイ
朝7時
朝食
朝8時
朝食終了
12
時間
夜8時
夕食
夜9時
夕食終了
リモートワークデイ
朝7時
朝食
朝8時
朝食終了
12
時間
夜8時
夕食
夜9時
夕食終了
連続16時間
断食の例
朝食を
抜く場合
夜8時
夕食
終了
16
時間
リモートワークデイ
昼12時
昼食
夜8時
夕食
終了
16
時間
リモートワークデイ
昼12時
昼食
夜8時
夕食
終了
16
時間
リモートワークデイ
昼12時
昼食
夜8時
夕食終了

タイムスケジュールの例④

リモートワークが不連続の場合

リモートワークデイが不連続の場合、出勤日には思いがけない予定が入ったりすることもあるでしょうから、**リモートワークデイにはハーフデイ断食＝「リモ断」を行い、出勤日はハーフデイ断食をしないことにしておくほうが継続しやすいと思います。**

ハーフデイ断食をできるだけ多く行いたい場合は、リモートワークデイの朝食をなしにして前日の夕食から当日の昼食まで16時間空け、その日の夕食から翌日の出勤デイの朝食まで12時間空けるというスタイルが考えられます。もちろん、1日おきや2日おきなどでもかまいません。

あるいは、リモートワークデイの昼食をなしにして、朝食から夕食までの

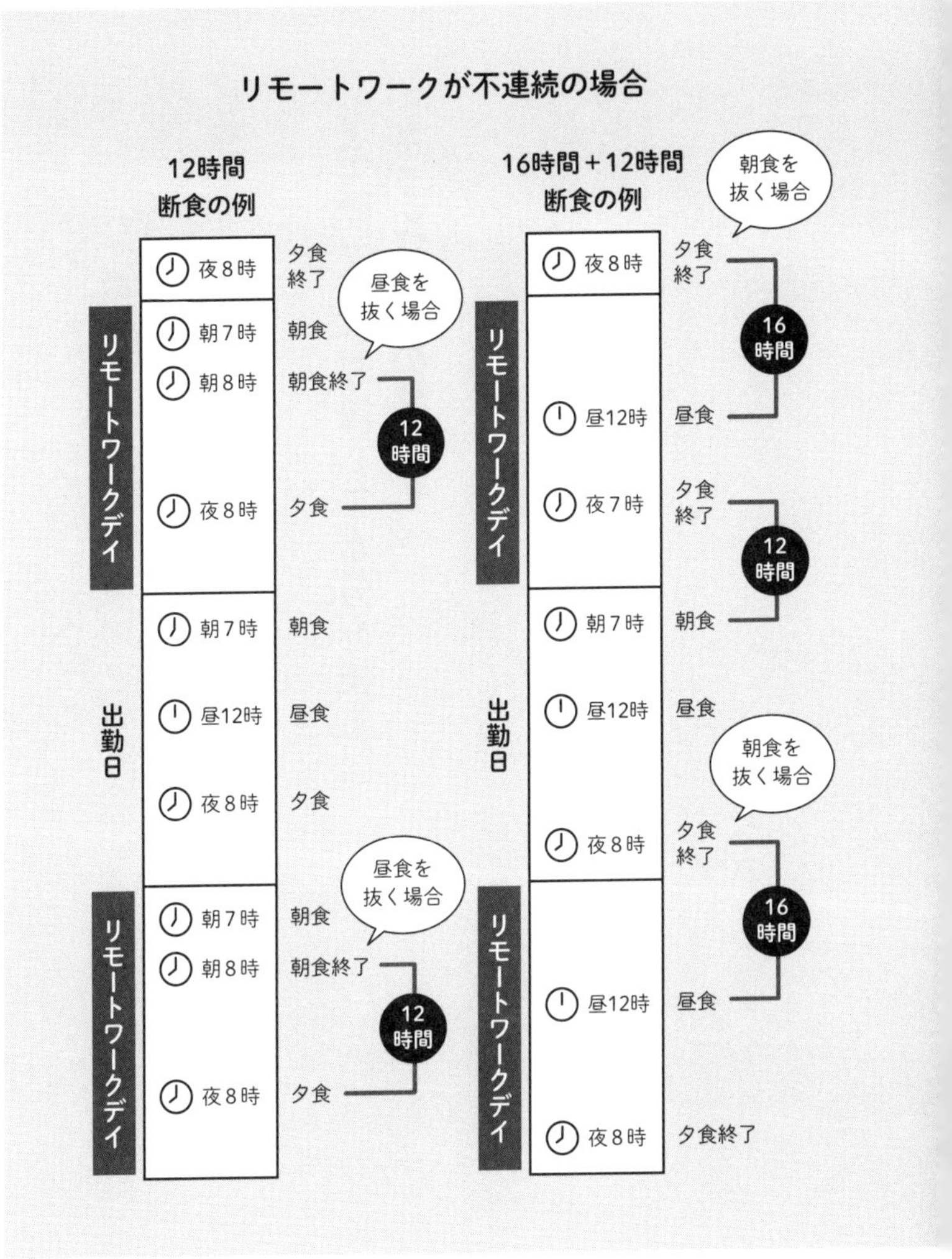
リモートワークが不連続の場合
12時間
断食の例
夜8時 夕食終了
リモートワークデイ
朝7時 朝食
朝8時 朝食終了
昼食を抜く場合
12時間
夜8時 夕食
出勤日
朝7時 朝食
昼12時 昼食
夜8時 夕食
リモートワークデイ
朝7時 朝食
朝8時 朝食終了
昼食を抜く場合
12時間
夜8時 夕食
16時間＋12時間
断食の例
朝食を抜く場合
夜8時 夕食終了
リモートワークデイ
16時間
昼12時 昼食
夜7時 夕食終了
12時間
出勤日
朝7時 朝食
昼12時 昼食
朝食を抜く場合
夜8時 夕食終了
16時間
リモートワークデイ
昼12時 昼食
夜8時 夕食終了

間を12時間空けるというスタイルでもよいでしょう。
日中は家に一人という場合は、この方法が実行しやすいかもしれません。

「リモ断」中は意識して水分を摂るミネラルなどの補給も

「リモ断」中は食事の回数を減らすので、食事のときに摂っていた分の水分が摂れなくなってしまいます。そこで、**意識的に水分補給するようにしてください。**

ワンデイ以上の断食をする場合は、一日2リットルを目安にしますが、ハーフデイ断食ならそれほど摂らなくてもかまいません。また、身体が冷えやすい人やむくみやすい人は、自分の身体と相談しながら摂るようにしてください。**コーヒーなどのカフェインを含む飲み物は刺激があるので、摂らないようにするか、できるだけ控えめにしましょう。麦茶、そば茶、ルイボスティー、ハーブティーなど、ノンカフェインのお茶がおすすめです。**

また、固形物の入らないスープなどもよいでしょう。

手軽に用意できるのは、**昆布水**。ミネラルウォーターに昆布を入れて、冷蔵庫で一晩つけ置くだけです。ミネラルが水に溶け出し、昆布の旨味やわずかですが塩味も感じられ、ミネラル補給ができるばかりでなく、満足感を得やすいのがおすすめポイントです。

ファスティング中は、アルコールも摂らないのがベスト。晩酌の習慣がある人が「リモ断」でハーフデイ断食をするなら、昼食をなしにして食間を12時間以上空けるスタイルが実行しやすいと思います。１日以上のファスティングをするときは、アルコールはぐっと我慢しましょう。

食事の回数が減ることで、身体にとって大切なミネラルなども不足しがちになります。**それなら野菜ジュースや青汁で補おうと考えるかもしれませんが、どちらも食物繊維が多いので、あまりおすすめできません。それよりも、酵素ジュースや植物性ミネラルなどを活用してください。**

酵素ジュースは酵素ドリンクとも言われますが、野菜や果物を酵素などの働きで発酵させた植物性発酵飲料で、さまざまな微量栄養素を摂ることができます。水で好みの濃さに割って飲むタイプが多いのですが、濾過《ろか》しているので食物繊維がごく少なくなっていること、加熱していないので酵素活性力が高く、代謝を上げる効果があるので、ファスティング中におすすめの飲み物です。そしてエネルギーも補充してくれます。ハーフデイなら特に心配はありませんが、ワンデイ〜数日間のファスティングをする場合はカロリー不足になってしまうので、酵素ジュースは欠かせません。

120ページでご紹介する私が主宰する「国際感食協会」の2泊3日のファスティング合宿では、1日300ml（原液量）を目安に酵素ジュースを摂ってもらいます。自宅で行うハーフデイ断食なら30mlを目安にしましょう。

私が活用しているのは、国産の70種類以上の野菜と果物を使い、黒糖で発酵させて、3年半寝かせた酵素ジュースです（国際感食協会のホームページで「ハッピーベジタ」という商品名で販売しています）。市販品には、白糖や果糖で発酵させているものもありますが、私は黒糖を使ったものがよいと考えています。また、できるだけ多種の素材を使い、ある程度寝かせたものがおすすめです。

「リモ断」中の食事はこってり＆揚げ物＆食物繊維の多い料理は避けて

ハーフデイ断食を行う「リモ断」中の食事では、基本的には食べてはいけないものはありません。

でも、せっかく「リモ断」で内臓を休めようとしているのですから、**こってりしたもの、揚げ物、食物繊維の多いものなど、胃腸に負担がかかるものは避けましょう。できれば、消化に時間がかかる肉類や乳製品なども避けるのがベターです。**

ただし、これはハーフデイ断食をスタートするときや、月に1回などのペースで行うときのこと。ハーフデイ断食が習慣化すれば、特別なことではなくなるので、食事の内容もそれほど気にしなくてよくなります。

ダイエットを目指すなら、レジスタントスターチを活用！

「体重が気になるから、炭水化物はなしにするか控えめに」と考える人は少なくないでしょう。たしかに米や小麦などの穀類や芋類に含まれる糖質は、摂りすぎると中性脂肪として蓄えられやすいものです。

でも、**実はダイエットをしたいなら、炭水化物を食べるほうがよいと言ったらびっくりするでしょうか。**

米や小麦などの穀類やじゃがいもなどの芋類に含まれる糖質のうち、代表的なものはでんぷんです。以前は身体に取り込んだでんぷんは分解されてすべて小腸で吸収されてエネルギー源になると思われていました。ところが、近年の研究で、**消化されずに大腸まで届くものがある**ことがわかってきたのです。

このでんぷんのことを**レジスタントスターチ（難消化性でんぷん）**と言います。

レジスタントスターチには、脂肪の合成を抑える働きがあります。レジスタントスターチが大腸に達すると分解、発酵により、酢酸、プロピオン酸、酪酸などの**短鎖脂肪酸**が作られます。短鎖脂肪酸は、**脂肪細胞に働きかけて脂肪の蓄積を抑え**、また、交感神経に働きかけて**心拍数を増やしたり**、**体温を上げてエネルギー消費量をアップ**させます。さらには、**食後の血糖値の上昇も抑えてくれます。**

ですから、炭水化物はダイエットの敵というわけではないのです。

レジスタントスターチが多く含まれるのは、小豆《あずき》やひよこ豆。でも大豆にはあまり含まれておらず、豆類ならなんでもOKというわけではありませんのでご注意を。**かぼちゃやじゃがいも、さつまいも**にも多く含まれています。米なら、日本人が好んで食べる短粒種よりも**タイ米などの長粒種**のほうが多く含んでいます。

でも、短粒種でもレジスタントスターチをしっかり摂る方法があります。

それは、**冷ましてから食べること。驚くことに、調理してから冷ますとレジスタントスターチが増えるのです。**でも、急冷するとあまり増えないので、ゆっくり冷ますのがコツ。

レジスタントスターチを摂るためにおすすめなのが、**冷えたご飯や冷たい麺類。**暑い時期なら冷たい麺類は歓迎、という気持ちになるでしょうけれども、寒い時期にはあまりありがたくない食事です。それにご飯をよそって、ゆっくり冷めるまで待って冷たいままで食べるというのは、なんとなく寂しい感じがします。

そこでおすすめなのが、**おにぎりやお寿司**。おにぎりやお寿司は冷たい状態で食べるのが当たり前の食事だからです。**ハーフデイ断食の日は、朝のうちにおにぎりを作っておきましょう**。1回目の食事を摂るまでにゆっくり冷めるので、レジスタントスターチをしっかり摂ることができます。場合によってはコンビニなどのおにぎりやお寿司を利用してもよいでしょう。

味噌汁やスープ類、おかずは温かいものでOKなので、寂しい食事にはならないと思います。

ポテトサラダや冷ましたかぼちゃの煮物などもレジスタントスターチが多いので、おかず選びに迷ったら加えてもよいと思います。

おにぎりを作り忘れた！　というときは、ご飯をよそって少し冷まして、冷たいだしやお茶をかける**お茶漬けでもOK**です。

ハーフデイ断食にレジスタントスターチを導入してほしい理由がもう一つあります。ハーフデイ断食中は、食物繊維の多いものは避けたほうがいいと書きましたが、日常的に導入できるようになったら、その限りではありません。食物繊維は身体の中をお掃除してくれるスグレモノですが、不溶性と水溶性のものがあり、両方をバランスよく摂るとよいと言われています。**レジスタントスターチは不溶性と水溶性の両方の食物繊維と同じような働きをもつので、食事の量が減るハーフデイ断食中にはぴったり**だと思います。

「リモ断」実行は家族にも伝えて見守ってもらう 友達と一緒にやるのも一案

同居する家族がいる人は、「リモ断」することを前もって知らせておきましょう。

いつも朝食をしっかり摂っている人なら、家族に「どうして今日はご飯を食べないの」と心配されてしまいますし、知らせずにいると、家族がよかれと思ってお惣菜やケーキなどを買ってきたりして、それを食べるかどうか悩むことになります。

食べればせっかくのハーフデイ断食の計画が崩れてしまいますし、食べなければちょっと険悪な雰囲気になってしまうかもしれません。「リモ断」日に家族が家にいるなら、自分だけ食事を摂らないというのは、自分自身も家族も、なんとなく気まずい感じになるかもしれません。それならバタバタしがちな朝の食事をなしにして、昼食を摂るほうが実行しやすいでしょう。日中は自分一人ということなら、昼食をなしにするほうが気兼ねなくできるかもしれません。

夫婦やパートナー、親子などで、一緒にハーフデイ断食をするのもよいと思います。自分で挑戦して、効果を実感してからだと、より誘いやすくなるでしょう。あるいは友達と一緒に実行するのも一案。ＳＮＳでグループを作ってメッセージを送りあえば、励ましになるし、気も紛れます。

ハーフデイ断食に成功したら自分のタイミングで繰り返す 失敗したら、次のチャレンジを！

普段一日3食の人が初めてハーフデイ断食を行うのは、少し勇気がいることかもしれません。それだけに「リモ断」でハーフデイ断食ができたら、「やったー！　ファスティングができたー！」と嬉しくなるでしょう。でも、それで終わりにせず、自分に合っているなと思ったら、繰り返してみてください。

どんなタイミングでもいいし、**どんな頻度でもよいのです。大切なのは、飽食ぎみで酷使している胃腸を休め、免疫力を上げて、脂肪燃焼しやすい身体になり、若々しくいられるようにすること。**

繰り返し実践しているうちに、胃腸の調子がいいとか、体重が落ちて身体が軽くなったとか、気分がいいなどと感じるようなら、もう少し短期的に繰り返すことができるでしょうし、場合によっては日常的な生活スタイルにできるかもしれません。

もちろん、無理はしないこと。自分の身体の声をよく聞いてください。

もし、頭痛がしたり、気分が悪くなったりしたら、潔くそこで中断しましょう。ハーフデイ断食は私が日常的に行っているくらいですから、気軽に実行してもらえるものですが、最初にトライするときは頭痛などを起こす人も少なくありません。体調的に何らかのタイミングが悪かったのかもしれないので、「できなかった」と悔やんだり落ち込んだりせず、「また、挑戦しよう」と考えてください。**ハーフデイ断食はいつでも挑戦できるのがよいところ**なのですから。

また、急に食事などに誘われてハーフデイ断食が実行できないときも同様です。改めて機会をみつけて実行すればよいのです。どうしても空腹に勝てなかったというときも、「ダメだ」と思わず、再チャレンジしてみてください。

スキマ時間にウォーキングで気分転換 免疫力アップ、筋力アップも狙う

リモートワークデイは通勤をしないので、時間の節約になりますが、その分、身体を動かすことも節約してしまいます。

電車などで通勤をする人は自宅から駅、駅の構内や乗り換え、駅から会社と、かなりの距離を歩いています。また車で通勤している人であっても、社内で歩くのは知らず知らずのうちに軽い運動になっていますし、社外に出ることが多い人ならなおさら活動量が多いはずです。

でもリモートワークデイは、家の中から出ず、ほぼ座ったまま。たまになら大きな問題にはならないかもしれませんが、**リモートワークが頻繁になると、運動不足が心配になります。**

そこで、気分転換も兼ねて軽い運動を取り入れましょう。

おすすめの一つ目は、**ウォーキング**です。仕事に入る前、お昼休み、業務終了後〜夕食までの間など、リモートワークデイにはウォーキングできるスキマ時間が何回もあります。よく、一日一万歩を歩きましょうなどと言われますが、**実はウォーキングは量より質を大切にしたほうが健康力アップのためには効果的です。**

どのくらい歩くかは、自分次第。10分でも15分でもかまいません。ただし次にご紹介する正しい姿勢と正しい歩き方で、楽しく歩いてください。家の近くの、できるだけ通ったことのない道を歩いてみましょう。きっと小さな発見があって、気分転換になります。

◆ウォーキングの正しい姿勢を身につける

ウォーキングをする時間も時間帯も自由ですが、歩き方は、ぜひ正しい方法を身につけてください。

まずは正しい姿勢をご紹介します。

①肩甲骨《けんこうこつ》を緩めて、肩を後ろに引くようにして胸を開く

②まっすぐ前を見る

③前に出した脚と同じ側の腕を後ろに引く

これで正しい姿勢になります。**大切なのは猫背にならないこと。**普段、通勤時には、足元のほうに視線を置いて歩いている人が多いと思いますが、そうすると猫背になりやすいのです。猫背になると胸が閉じて酸素が入りにくくなるので、呼吸が浅くなります。すると身体の中に入る酸素の量が少ないので、自然と呼吸が速くなります。これは悪循環。ところが胸を開くと自然に深呼吸がしやすくなるので、呼吸は深く、ゆっくりになります。

実は、人間を含め、動物は寿命と呼吸数が決まっています。だから速く呼吸をする

肩甲骨を緩めて、
肩を後ろに引くようにして
胸を開く。

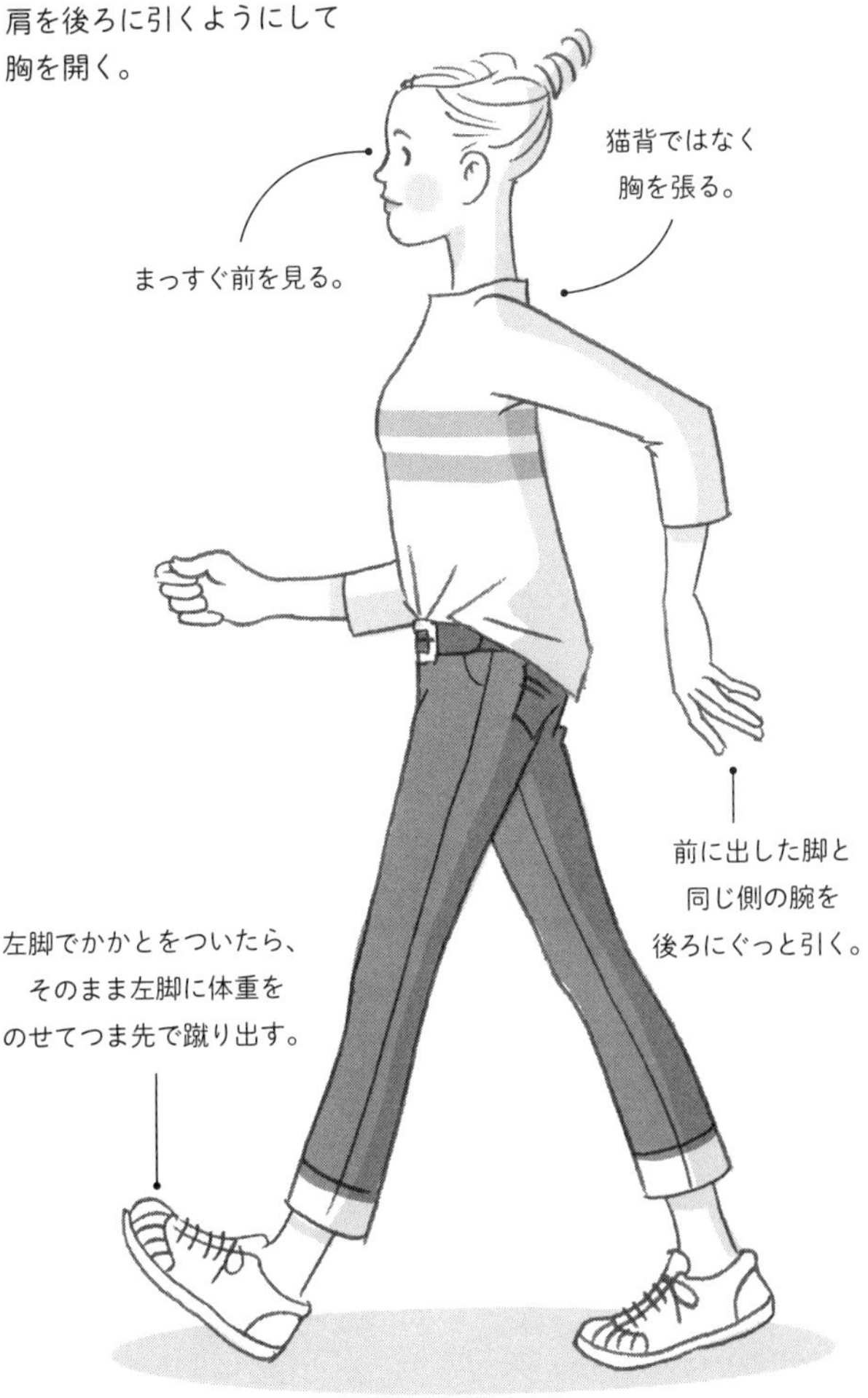
猫背ではなく
胸を張る。
まっすぐ前を見る。
前に出した脚と
同じ側の腕を
後ろにぐっと引く。
左脚でかかとをついたら、
そのまま左脚に体重を
のせてつま先で蹴り出す。

よりもゆっくり呼吸をするほうが、健康寿命が延びることにつながります。

そしてこの姿勢で歩くと、自然と視線が上に上がり、明るい気持ちで歩くことができます。ぜひ、お試しください。

◆正しい歩き方を身につける

次に歩き方です。「第2の心臓」と言われるふくらはぎをしっかり使うことで、筋肉が鍛えられ、代謝が上がります。代謝がよくなれば血流が改善されて体温が上がりますから、免疫力も上がります。

左脚を前に出してかかとをついたら、そのまま左脚に体重をのせ、つま先で蹴り出します。右脚も同じように。このとき、**前に出す脚と同じ側の腕を後ろにぐっと引くことを忘れずに**。これが重要なポイントです。

子どものころに、〝手をしっかり振って歩く〟と教わった人は少なくないと思います。

この場合、手を前に出すという歩き方になります。でも、手を前に出すことを意識すると、胸を開く姿勢が取りにくくなります。それよりも、肘《ひじ》をほどよく曲げて腕を後ろに引くことを意識すると、自然と胸を張る姿勢になり、胸が開きます。

リズミカルに歩くことも心がけましょう。リズムを刻んで歩くと、脳から幸せホルモンのセロトニンがたくさん分泌され、歩くことが楽しいと思えればリラックス状態のα波も出ます。楽しく歩くことで、体中をパトロールしてがん細胞やウイルスに感染した細胞を攻撃してくれるナチュラル・キラー細胞も活性化されます。

◆若返り物質のオステオカルシンが分泌される

もう一つ、ウォーキングをすることで発生する嬉しい効果をご紹介しましょう。

ウォーキングなど骨に刺激がある運動をすると、骨芽《こつが》細胞から骨ホルモンの**オステオカルシンが分泌されます。オステオカルシンは若さを生み出すメッセージ物質で、骨**

の中から血管を通じて全身に届けられ、筋力を若く保つ力があります。血流に乗って脳までたどり着いたオステオカルシンは、海馬の機能を高め、記憶力アップにも作用します。

また、男性ホルモンであるテストステロンの分泌を促すため、生殖能力の向上が期待できます。膵臓の働きを高めて、インスリンの分泌を増やすことで血糖値の上昇を抑える働きもあります。認知機能を高め、健康寿命を伸ばす効果が大いに期待されているホルモンです。

家の中でできるエクササイズで健康力アップ!

ウォーキングが健康によく気分転換になることはわかっていても、雨が降っていたり、気温があまりに高かったり低かったりすると、出かけるのが億劫《おっくう》になることもあるでしょう。仕事や家の用事が立て込んで出かけるチャンスを逃してしまうこともあるかもしれません。

そういうときには家の中でできるエクササイズがおすすめです。私が主宰している正しい歩き方を学ぶ「ハッピー☆ウォーク」の中では野菜や植物をイメージして身体を動かす体操、ベジタサイズ（野菜体操）を取り入れています。その中から二種類を紹介します。

立位でも座位でも行うことができますから、仕事中の気分転換にもぴったりです。誰にでもできる簡単なエクササイズですが、可能な範囲で声を出しながら行ってください。声が大きいほどたくさんの酸素を吸い込むことができ、有酸素運動になるので代謝が上がります。

麦踏みエクササイズ　立位

ふくらはぎを伸縮させるミルキングアクション（搾乳《さくにゅう》運動）で下半身の血流を促します。麦踏みのように、かかとを床に落として刺激を与えるので、骨芽細胞から骨ホルモンのオステオカルシンが分泌されます。

基本姿勢　**両足をぴったりつけて、つま先とかかとを平行にして立ちます。**

（次ページイラストは STEP1 の例。同じポーズで STEP2~4 を続けてください）

STEP1　つま先立ちになり、１から７まで数え、８でかかとを下ろします。ふくらはぎがぎゅっと縮んでいるのを意識しながら、これを４回繰り返します。

STEP2　次は土踏まずを意識して行います。つま先立ちになり、１から３まで数え、４でかかとを下ろします。これを４回繰り返します。

STEP3　次は少しスピードアップします。１でつま先立ちになり、２でかかとを下ろします。これを４回繰り返します。

STEP4　仕上げはさらにスピードを上げて、リズムよく行い、セロトニンの分泌を促します。つま先立ちになってかかとを下ろす動作を１つのカウントで行い、50回繰り返します。

STEP1

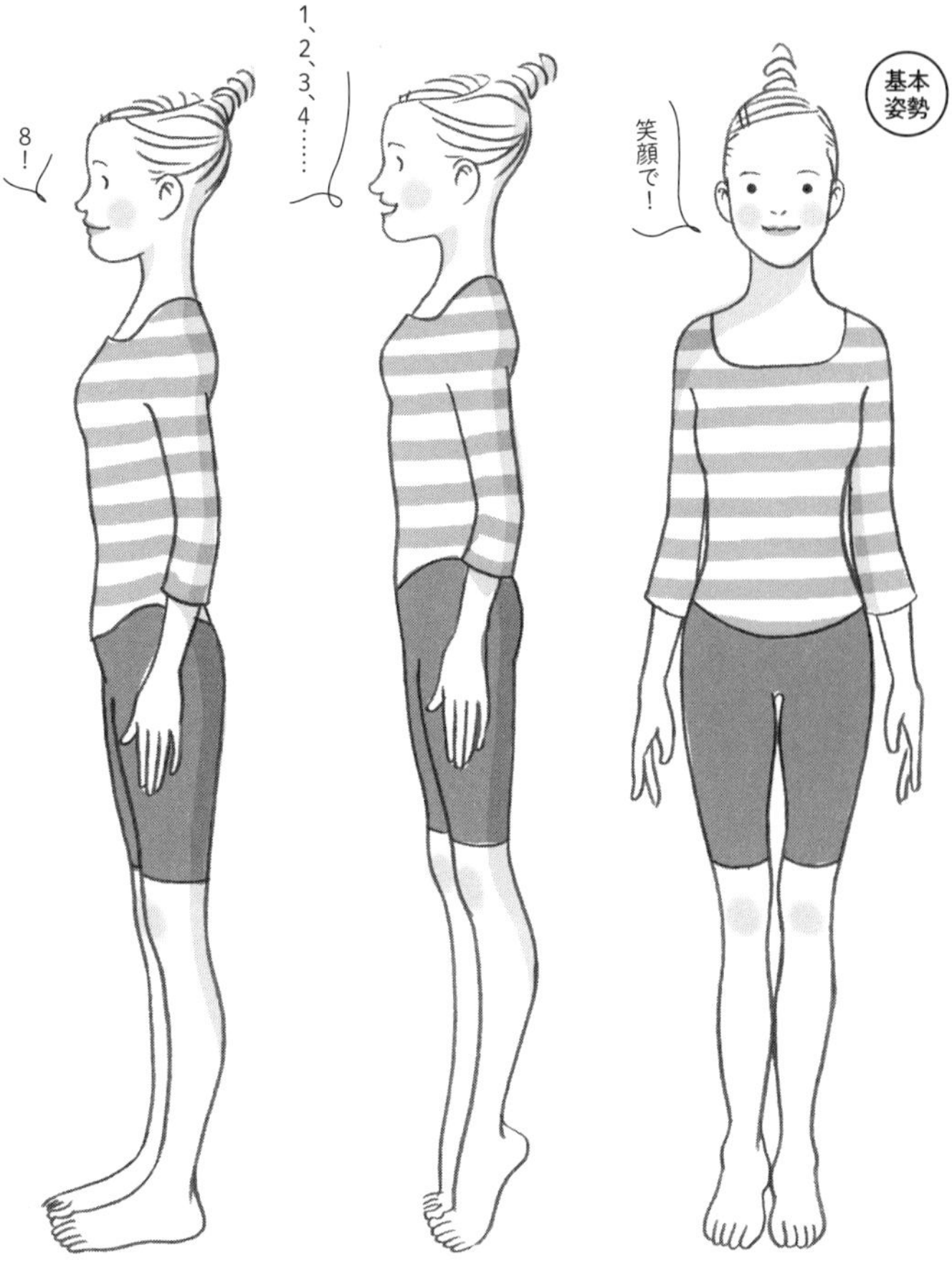

かかとを
下ろします。

かかとを上げて、
数を数えます。

両足をぴったりつけて
立ちます。

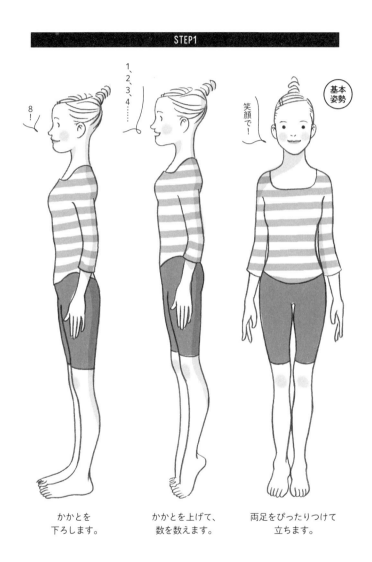

麦踏みエクササイズ　座位

立って行うとバランスを崩してしまう人や、座ったまま行いたい場合は、こちらの方法でエクササイズを行いましょう。仕事の合間に行えるのもメリットです。

基本姿勢

椅子に浅く腰をかけて
背筋をまっすぐ伸ばします。
両足は平行に揃え、
手は太ももの上におきます。

STEP1　1で両足ともにつま先立ちになり、2で両足のかかとを下ろします。つま先が正面を向いていることを確認しましょう。ふくらはぎがしっかり動くのを感じながら30回行います。

STEP2　両足のかかとを床につけたまま、1で左右どちらかのつま先を持ち上げます。2で左右の足を逆にします。つま先が正面を向いていることを確認して。パタパタと音が鳴るくらいに踏みしめ、30回行います。

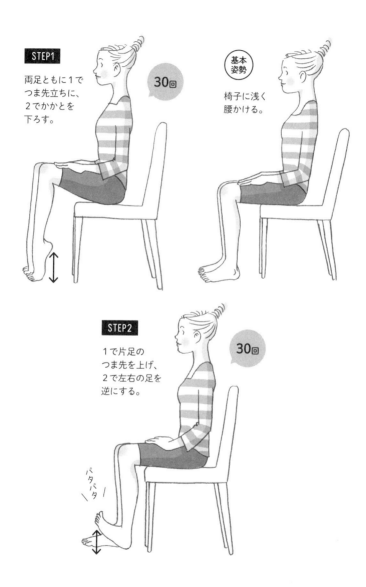

STEP1

両足ともに1で
つま先立ちに、
2でかかとを
下ろす。

30回

基本姿勢

椅子に浅く
腰かける。

STEP2

1で片足の
つま先を上げ、
2で左右の足を
逆にする。

30回

豆の木エクササイズ　立位

「ジャックと豆の木」のように豆の木が伸びていくようすをイメージして、身体を動かしてください。肩甲骨周りをしっかり動かすので、肩や首のコリが解消され、代謝も上がります。

基本姿勢 **両足をぴったりつけて、つま先とかかとを平行にして立ちます。**

STEP1 手のひらを外側に向け、肩甲骨から動かすようにして思い切り上に伸ばします。左右順番に行いましょう。

STEP2 続いて、前に向かって腕をひねって伸ばします。自分の手相が見えるくらいに肩甲骨をしっかり動かして。左右順番に行います。

STEP3 次は横です。肩甲骨を大きく動かすようにして左右とも横に大きく動かします。

STEP4 最後に下です。腰を曲げず、肩甲骨から腕だけを動かします。左右順番に行いましょう。

STEP1 から STEP4 を１セットとして計４セット行いましょう。

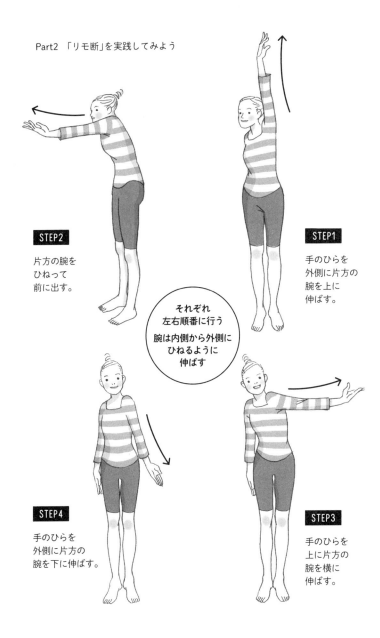

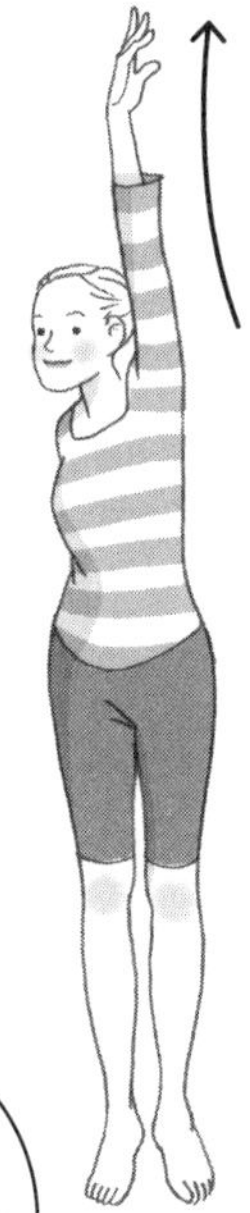

STEP1

手のひらを
外側に片方の
腕を上に
伸ばす。

STEP2

片方の腕を
ひねって
前に出す。

それぞれ
左右順番に行う
腕は内側から外側に
ひねるように
伸ばす

STEP3

手のひらを
上に片方の
腕を横に
伸ばす。

STEP4

手のひらを
外側に片方の
腕を下に伸ばす。

豆の木エクササイズ　座位

机に向かっていると猫背になりやすいのですが、このエクササイズなら座ったまま肩甲骨周りをほぐすことができます。仕事の合間にもおすすめです。

基本姿勢 **椅子に深く腰をかけて背筋をまっすぐ伸ばします。両足は平行に揃えます。**

STEP1 手のひらを外側に向け、肩甲骨から動かすようにして思い切り上に伸ばします。左右順番に行いましょう。

STEP2 続いて、手のひらが上になるように腕をひねりながらできるだけ前に伸ばします。左右順番に行います。

STEP3 次は横です。手のひらが上になるように、肩甲骨を大きく動かして腕をひねりながらできるだけ横に伸ばします。左右順番に行いましょう。

STEP4 最後に下です。背筋はまっすぐ伸ばしたまま、腕をひねりながらできるだけ下に伸ばします。

STEP1からSTEP4を１セットとして計４セット行いましょう。

STEP1

手のひらを
外側に片方の
腕を上に伸ばす。

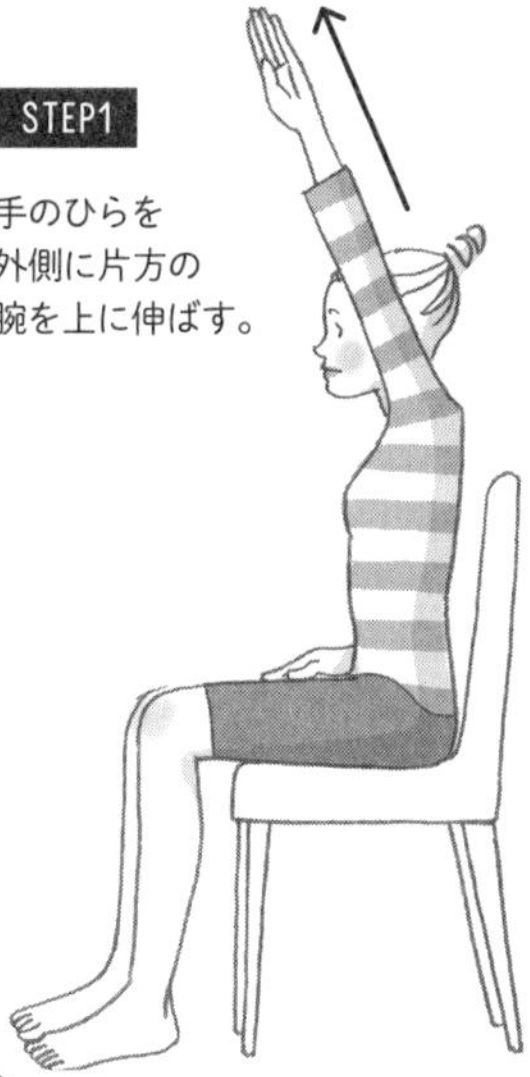

STEP2

片方の腕を
ひねって前に出す。

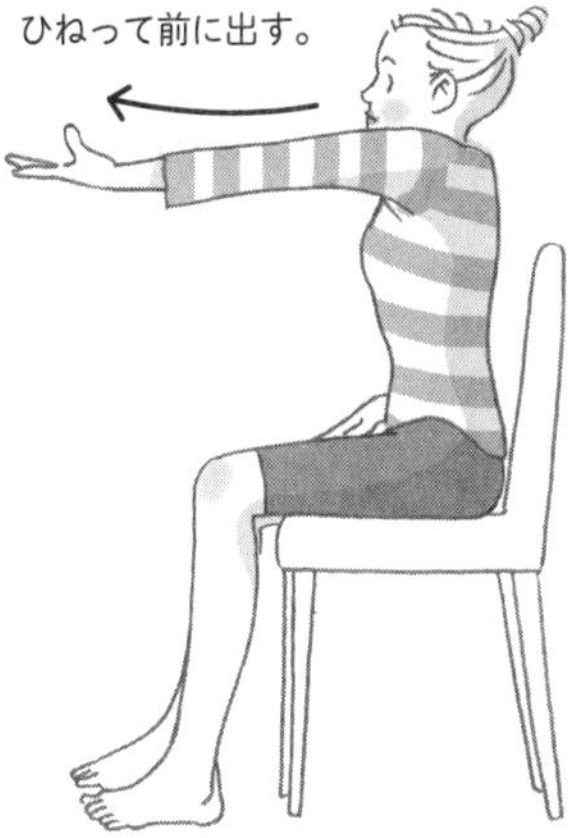

それぞれ
左右順番に行う

腕は内側から外側に
ひねるように
伸ばす

STEP3

手のひらを上に
片方の腕を横に
伸ばす。

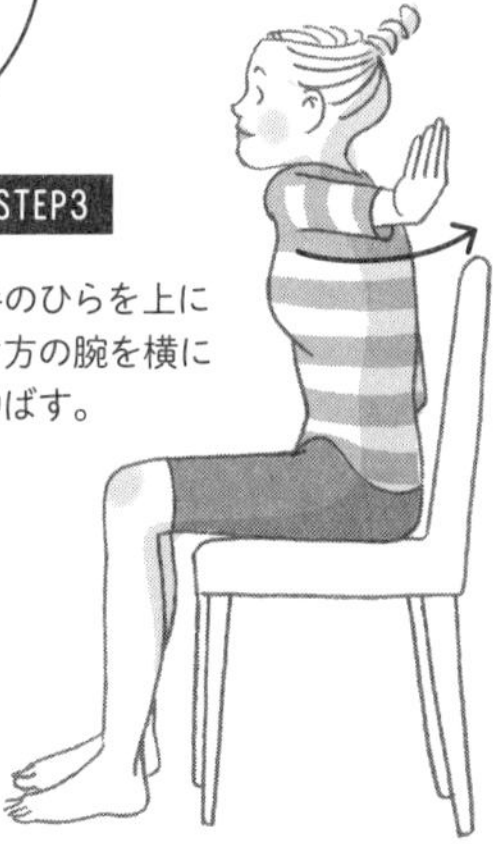

STEP4

手のひらを
外側に片方の
腕を下に
伸ばす。

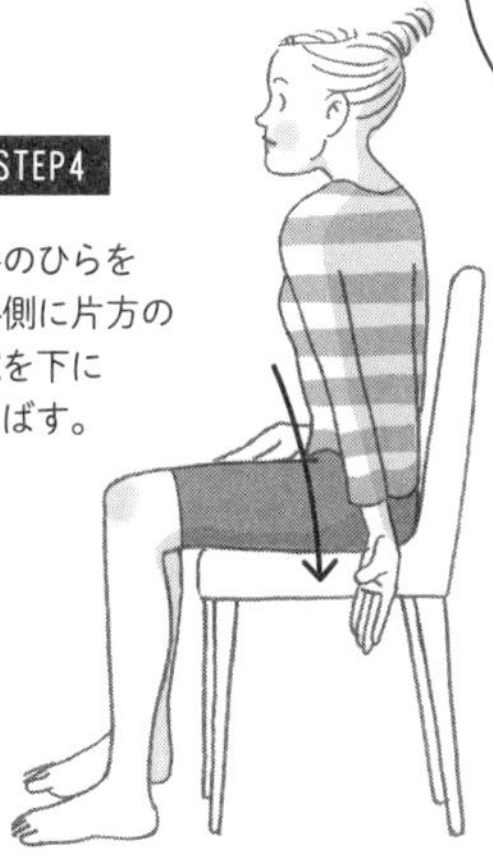

肩甲骨が健康のポイント
肩甲骨周りをよく動かそう

私たちの身体の中には、大きく分けて2種類の脂肪細胞があります。**一つは白色脂《はくしょく》肪細胞、もう一つが褐色《かっしょく》脂肪細胞です。**

白色脂肪細胞は、下腹部、太もも、背中、二の腕、内臓などにあり、余分なエネルギーを脂肪としてため込みます。食事が摂れない緊急事態を察知したとき、エネルギーとして使うことができるように備えているのです。

一方、褐色脂肪細胞は鎖骨や肩甲骨の周り、胸周りなどにあって、食事から摂り入れた余分なエネルギーや脂肪を燃やして熱を生み出す働きを担っています。体温を維持したり、寒さに耐えられるのは、この褐色脂肪細胞のおかげです。

肩甲骨を思いきり大きく動かすことで、褐色脂肪細胞を刺激することができるので、

代謝を上げることにつながります。

もちろん、少し動かしたからといって、すぐに脂肪がメラメラと燃えてくれるわけではありません。短時間でもいいので、それこそコツコツと継続することが大切です。

肩甲骨周りがやわらかくなると、骨同士を身体の中心に寄せることができるようになるので、自然と胸を張ることができるようになってお腹が凹み、姿勢がよくなります。

また、肩や首のコリの改善、血液やリンパ液の流れをよくすることにもつながりますので、小さな不調から解放される人も少なくありません。

空腹時間を楽しく過ごすアイテムを用意しよう

ファスティング中は、少なからず空腹を感じますが、「お腹が空いたな、なにか食べよう」ではなく、**「お腹が空いたな、でも胃腸をしっかり休めてあげることができているな」**と少し発想の転換をするだけで、食事をしたい気持ちを抑えることができると思います。

ハーフデイ断食のタイムスケジュールは人それぞれです。

日中の食間を空ける人は、仕事をしているので、空腹感を強く意識したり、〝食べたい〟誘惑に負けにくいと思います。でも、夕食から翌日の朝食または昼食までの食間を空ける人は、何もしないと空腹感を強く感じてしまうかもしれません。ですから、この時間は趣味など、何か集中できることをする時間にしましょう。読書や映画鑑賞、プラモデル制作など、家でできることならなんでもかまいません。

自分の趣味が釣りやキャンプだから家ではできないなぁ、というような人は、**写経はいかがでしょうか。**Ｐａｒｔ３で紹介しますが、私が主宰する2泊3日のファスティング合宿でも参加者に行ってもらっています。みなさん、集中されて時間を忘れるようです。

紙と筆記用具などがあればできるので気軽に始めやすいですし、パソコンなどの機器を使うことが増え、自分の手で実際に文字を書く機会が減っているので、意外と新鮮な気分にもなるものです。

本書では、１４０ページから「般若波羅蜜多心経」を掲載しています。使い方は自由ですが、一例としては拡大コピーして、なぞるのがもっとも手軽な方法です。あるいは、本を見ながら書き写してもよいでしょう。縦の罫線が入っている紙だと書きやすいと思います。少し本格的にやるなら、市販の写経用紙を購入するのもよいでしょう。

書く用具は、ファスティング合宿では筆を使っていますが、筆ペンでも、ふつうのペンでもかまいません。黒色でなくカラフルなインクの筆ペンもありますから、好みの色を使うのも面白いかもしれません。また、４Ｂや６Ｂなど濃い鉛筆も書きやすいと思います。

どんなふうにやるかを決めて道具を揃えるのも、ハーフデイ断食を始めるための楽しい準備になるはずです。実は、私は「般若心経」の「えんぴつ写経」を毎日実行しています。日々、自分と向き合うことができる大切な時間になっています。

もう一つ、近年大人の愛好者が増えている塗り絵もおすすめです。

本書では139ページに収録しています。こちらも使い方は自由ですが、拡大コピーをしたほうが使いやすいでしょう。塗る用具は、色鉛筆、水彩色鉛筆、水彩絵の具、クレパスなどがありますが、使いやすいものを選んでください。複数枚コピーして、色を変えたり、塗る道具を変えることで何度でも楽しんでいただけます。

Part 3

「リモ断」で
ワンデイ断食にトライ

ハーフデイ断食に慣れたら
ワンデイ断食に挑戦

ハーフデイ断食を無理なく行うことができるようになったら、ワンデイ断食にも挑戦できると思います。

ただし、少しだけ注意が必要です。ハーフデイとワンデイは、断食時間は半日しか違わないのですが、実行のしかたに大きな違いがあります。**ワンデイ断食では、準備デイと回復デイを取る必要があるのです。**

1日以上のファスティング（断食）を行う場合、食べない期間と同じ分だけ準備期間と回復期間を取る必要があります。ハーフデイ断食では食事制限をしていないため、身体が飢餓状態を感じませんが、1日以上のファスティングは、1日以上固形物を摂らない時間を作ります。そのため身体をならしていくために、準備期間を設けて、前日

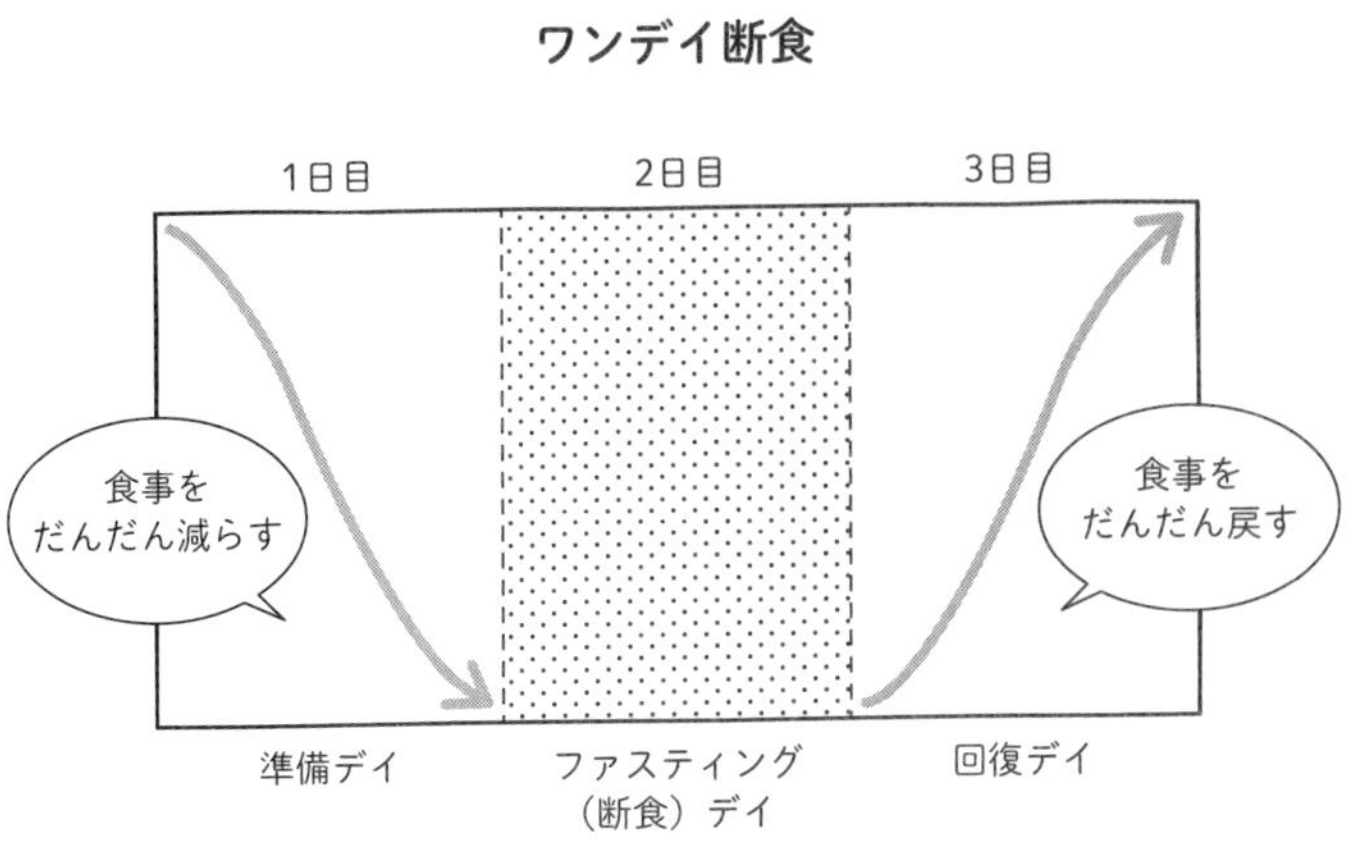

から食事をだんだん減らしていくのです。また、回復期は休まった内臓をゆっくり目覚めさせるため、液体から始め、次第に固形物を含んだ通常の食事に戻していくことが必要です。空っぽの胃は吸収率も高まり、リバウンドの原因にもなるからです。

2日間のファスティングなら2日間かけて準備をし、2日間かけて回復させます。3日間のファスティングならそれが3日です。つまり、2日間のファスティングは合計6日間、3日間のファスティングは合計9日間が必要になるということ。これを自宅で、しかも一人で実行するのは少し難しいかもしれません。

でも、**ワンデイ断食の場合、準備とファスティングと回復で必要なのは合計3日間。**例えば金曜日がリモートワークデイになれば、土日を合わせて3日間、自宅で過ごすことができますから、金曜日は準備デイ、土曜日にファスティング、日曜日は回復デイとして、月曜日から通常通りに仕事をすることもできるでしょう。ハーフデイ断食に慣れた人なら、ワンデイ断食は十分可能だと思います。

ワンデイ断食の準備デイとファスティングデイの過ごし方

ワンデイ断食をする3日間は、外出などの予定のない、急な予定も入りにくい日程を設定しましょう。

まず、**1日目の準備デイは、朝から夜にかけて、少しずつ食事の量を減らします。**朝食や昼食は、野菜、豆腐などの豆類、ご飯などを中心にした食事がおすすめです。肉や魚などのたんぱく質を摂ってはいけないということではありませんが、脂分や油分の多いものは避けてください。

夕食はおかゆや具なしのスープや味噌汁など消化のよいものにしましょう。アルコールも控えましょう。夜8時くらいまでに食事を終えるようにしてください。

2日目は、ファスティングデイ。固形物は何も食べませんが、水分と塩分をしっかり摂ります。酵素ジュースや植物性ミネラルなどを活用してもよいでしょう。水分摂取の目安は、1日2リットルですが、むくみやすい方や身体が冷えやすい方はかえって体調を崩すことにもなるので、この量はあくまでも目安と捉えてください。ハーフデイ断食のところでも書きましたが、カフェインが多いコーヒーなどは避け、麦茶、そば茶、ハーブティー、ルイボスティーなどのノンカフェインの飲み物を摂ってください。昆布を一晩水に浸けて作る昆布水もおすすめです。

ファスティング中は、頭痛や眠気、だるさなどの好転反応が起こることもよくあります。そんなときは無理せず、横になってもかまいません。また、食事から摂るエネルギーがないので、フラついてしまうこともあります。ミネラルや塩分が補える小さな塩飴などをなめたり、昆布水を飲むと改善することがありますので、試してみてください。

もし、頭痛やフラつきなどが激しく、なんだか変だなと思うようなら、すぐに中止して、次のチャンスを待ってください。ファスティングは、胃腸を休めることが目的なのであって、修行ではありませんから、無理は禁物です。

体調面でも精神面でも特に問題がないようなら、なんでも好きなことをしてかまいません。

じっとしているよりも、身体を動かしたり、何かに集中しているほうが、空腹が気にならないものです。いつもより少し長めの散歩に出かけるとか、趣味の時間にするとか、普段、時間ができたらやろうと思って放り出していたことを片付けるのにもいいチャンスかもしれません。88～103ページで紹介したウォーキング方法やエクササイズも試してみてください。

ワンデイ断食は回復デイの食事の摂り方が重要

回復デイでは、徐々に通常モードに戻すこと、段階的な食事をすることが大切です。ファスティング明けの朝は、胃の中が空っぽで、胃腸はお休みしている状態です。ここに、いきなり通常通りの食事をドカンと摂ってしまうと、胃腸がびっくりしてしまいます。

また、ファスティング中は、食べ物によるエネルギーが入ってこないので、**身体は一時的に省エネモードになっていることが考えられます。**ここでハイカロリーな食事をするのは避けたいところ。いきなり揚げ物や丼ものをガッツリ食べるのではなく、**おかゆや具のないスープ、味噌汁などから始め**、ゆるやかに平常運転に戻してください。

ワンデイ断食のあとでは、**食べ物の味に敏感になっていることに気づくと思います。**塩分を強く感じやすくなるので、いつもより少し薄味のものがおすすめです。辛い味付けのものが好きな人もいると思いますが、ファスティング明けは胃腸への負担を考え、強い香辛料などは避けたほうがよいでしょう。

2食目も、できれば揚げ物などは避け、**柔らかく煮た野菜や豆腐、ご飯**などが中心の食事にしましょう。肉や魚などの動物性たんぱく質は消化に時間がかかるので、ここでは控えておくのがベターです。

一日3食摂る人なら、3食目はほぼ通常通りの食事に戻してかまいません。でも、せっかくワンデイ断食をしたのですから、3食目も2食目同様の軽めの食事で、**胃腸の**

負担を軽減しておくことをおすすめします。

ツーデイ以上の断食は、適切な指導者のもとで挑戦を

ワンデイ断食に成功し、自分に合っているなと思ったら、ツーデイ以上にも挑戦したくなると思います。ただ、ツーデイ以上のファスティングは、〝食べない〟時間が長くなるのでどうしても栄養不足になります。また、体調不良などへの配慮も必要です。このため、初めてのときは適切な指導やアドバイスを受けられる環境で挑戦されることをおすすめします。

私は日常的にハーフデイ断食を行うほか、ホテル泊で行う2泊3日のファスティング合宿を主宰していて、さまざまな方が参加されています。

このようにホテルなどに宿泊して行うファスティング合宿は、フィットネスクラブを併設するホテルや豊かな自然の中に位置するホテルなどでも行われており、医師や管理栄養士などの指導のもとでプランニングされているものもあります。

自宅以外でファスティングを行う利点は、自分自身を日常生活と切り離すことができるというところです。やりかけの仕事や家事、趣味の続きなどに手を伸ばすことがないため、しっかり自分自身と向き合いやすいと言えます。

何日も自宅から離れるのは難しいとか、仕事と並行してファスティングを実行したいという人には、オンラインで指導やサポートを受けながら行うオンライン型のファスティングプランも充実してきました。

もっと手軽に、適切なサポートを受けたいという人には、スマートフォンのアプリもあります。

ホテル宿泊型も、オンライン型も、日数やプラン内容はさまざまなので、自分に合ったものを探すとよいと思います。自分ひとりで参加するのもいいですが、家族や友人を誘って参加すると励まし合いながら続けることができるのではないでしょうか。

また、私は、ファスティングに対する理解を深め、安心して正しいファスティングを実践していただけるよう、「ファスティング・コンダクター」の養成も行っています。3時間程度の養成コースで学んでいただいた後は、不安なところや疑問点などをオンラインで直接コミュニケーションを取って解決していきます。ここで学んでいただくと、自分のファスティングを充実させられるだけでなく、新たに始めたい人に対してアドバイスができるようにもなります。ご興味のある方は国際感食協会（https://kanshoku.org/）のサイトをご覧ください。

宇多川流
2泊3日のファスティング合宿のご紹介

複数日のファスティングの事例として、私が主宰する2泊3日のファスティング合宿の具体的な内容をご紹介しておきます。

参加を希望される方の目的はそれぞれ違いますが、身体の調子を整えたい、体重を落としたいなどの理由を挙げられる方がいます。

合宿への参加を募るとき、まずファスティングの効果についてお話しします。

ファスティングの効果は、ダイエットはもちろん、ほかにも大きく分けて二つあります。一つはリセット効果、もう一つはデトックス効果です。

◆ファスティングの効果は、リセット&デトックス

①リセット効果

●内臓を休ませる

高脂肪、高たんぱくの食事や、アルコール、喫煙などにより内臓は疲労してしまいますが、ファスティング中は消化にほとんどエネルギーを使わないので、内臓をしっかり休めることができます。

●免疫力が上がる

内臓がきちんと休まると、白血球が活性化して免疫力が高まります。

●呼吸しやすくなる

ファスティングによって免疫力が復活すると有害物質の侵入が阻まれるため、酸素

を取り込みやすくなります。

●味覚や嗅覚が鋭くなる

ファスティング終了後は、味覚が敏感になり、食事では素材そのものの味がしっかり感じられるようになります。自然に飲酒量が減った人や禁煙できた人もいます。

②デトックス効果

●脂肪が燃える

ファスティング中は消化よりも代謝にエネルギーを使うことができるので、脂肪が燃焼しやすい状態になります。体重が減少するほか、アレルギーなどの原因でもある脂肪酸のアンバランスも改善されます。

●有害物質を排出する

体内に入り込んだ有害物質は脂肪に蓄積しやすい特性があるので、脂肪燃焼を促進することで、デトックス効果が期待できます。

●大腸がきれいになる
ファスティングによって体内の大掃除が始まると、大腸内に残留していた老廃物も排出されるので、腸内環境が整います。

●肝機能が改善する
肝臓は取り込んでしまった有害物質（食品添加物など）を解毒してくれる器官です。ファスティング中は新たな有害物質が入ってこないので、これまで蓄積したものの解毒に専念でき、肝臓の働きが改善されます。

◆2泊3日のスケジュール

千葉県成田山新勝寺《しんしょうじ》の近くに宿泊する2泊3日の合宿では、3日間のファスティングを行います。

1日目と3日目は栄養や薬のセミナー、ウォーキング教室などを行い、中日の2日目は成田山新勝寺へ行って護摩《ごま》を焚《た》いてもらったり、写経をしたり、座禅を組んだりと身体だけでなく心を整えるプログラムも入れています。宿泊するホテルからは徒歩30分くらいの距離なので、身体をほぐしながら歩きますが、必ず歩かなくてはいけないわけではなく、膝などの悪い方などはタクシーで往復します。

合宿中、固形物は摂りませんが、水分と塩分はしっかり摂ります。また、カロリーやミネラルが不足してしまうので、酵素ジュースや植物性ミネラルなどで補完してもらいます。

◆ファスティング合宿の準備とアフターケア

3日間のファスティングをする場合、3日間かけてゆっくりと食事の量を減らし、ファスティング明けも3日間かけて平常運転に戻してあげるのが基本的な考え方です。ただ、現実的には難しいこともあるので、少なくとも参加前日の夜はおかゆやスープなど、消化のよいものを摂っていただくようにお願いしています。

ファスティング明けの回復期も同様にゆっくり食事をもとに戻しますが、**特にファスティング明けの食事は重要です。**胃腸は3日間休んでいたわけですから、目覚まし時計で起こすのではなく、自然に目覚めるのを待つイメージで食事を戻していきます。ワンデイ断食のところでも書きましたが、おかゆやスープなどでゆるやかに平常運転に戻していきましょう。せっかくきれいに整った胃腸を、たっぷりの脂分や油分、炭水化物でいっぱいにしてしまうのは残念なことですし、3日間のファスティングを経験すると、そんなに食べたいという気持ちにならない人が多いようです。なかには合宿から帰ったあと数日間、ファスティングを継続するという人もいます。

◆続けられないと感じたら潔く中断する

合宿に参加する前は、「3日間も食べずにいられるか心配」という声も多いのですが、これまで途中で諦めた人は一人もいません。「身体も気持ちも軽くなった」「頭が冴えている」「熟睡できるようになった」などの感想をよく聞きます。

なかには好転反応といって、症状が改善する段階で一時的に起こる頭痛などを感じる人もいますが、そういうときは無理せず、ゆっくり休んでもらいます。普段の生活の中で交感神経が優位に働くような緊張感のある生活をしていたのが、ファスティング合宿では仕事も家事も何もしなくていい状態になるので、副交感神経がいきなり優位になり、自律神経のバランスが乱れてしまうのでしょう。

もし、続けられないと感じたら、そこで中断してもかまいません。ファスティングは、胃腸を休めることが目的なのであって、修行ではないのですから。またやってみようかなと思ったときに、いつでも再挑戦すればいいのです。

◆ファスティングは自分の身体と会話する、絶好の機会

「おわりに」で後述していますが、私が薬を使わない薬剤師として薬に頼りすぎないほうがいいと考える理由の一つは、身体の声が聞こえなくなってしまうことに対する危惧です。さまざまな症状は、身体が発しているSOS。それを薬で抑えてしまうと、身体の声に蓋をすることになってしまうからです。

一方、ファスティングをすると、感覚が鋭敏になることもあり、身体の声がよく聞こえます。それを思い切り感じてもらいたいと思っています。

そして、食は生きるために必要なもの、欠かせないものです。それがない生活をしてみることで、いかに大切なものなのか、自分に喜びをもたらしてくれるものなのか

を実感できると思います。

例えば、いつも当たり前に使っている電気やガス、水道が止まってしまったときに感じるように、「当たり前」がいかにありがたいことなのか、食だけでなく、日常「当たり前」に過ごせることに、改めて感謝し、さらには地球という家に住まわせてもらっている私たち人間がどうあるべきかも考えていただきたいと思っています。

次に、私が理事長を務める「国際感食協会」の理念からみるファスティングについてお話しします。

◆感食のススメ

「感食」という言葉は私がつくった造語です。感食という言葉の中には「作ってくださった方への感謝の気持ち」「私たちの食べ物となるために落とした命への感謝の気持ち」「五感を思いっきり使って感動して食べる」などの思いが詰まっています。同じ食事をしても、いつ・誰と・どこで・どんな気持ちで食べるか、〝五感をいかに使うか〟で身体の中での消化、吸収、代謝までまるで違うものになると考えています。できるだけ素材の形、本来の味を活かした食べ方を心がけることで身体の中からキレイになることを目指しています。

ファスティングをすることで、食事に対する感謝が強まることを期待しています。

そして、ファスティングをすることで、当たり前に好きなものを好きなだけ食べられることが、世界のスタンダードではないことにも目を向けていただきたいのです。

NPO法人国連WFP協会「数字が語る世界の飢餓」によれば、世界では、5秒に1人の子どもが飢えに関連する病気で命を落としています。飢えと貧困によって、世界では毎日2万5000人の人々が亡くなっています。

口から入れた食べ物でしか作ることのできない身体のことを、ファスティングを通してもう一度考え直してみませんか？

よく言われることですが、「食」は「人を良くする」と書きます。食べると言うことは栄養を補給することだけではなく、楽しんで豊かな気持ちになる、人を良くすることであるべきです。

ご自身を振り返ってみてください。ご自身の身体はご自身が食べたものからでき上がっています。ほころびたスーツで商談に向かいますか？　スーツなら買い替えることもできます。でも、身体はただ一つ。取り換えることができません。

同じものを食べても、そのときの気持ちによって全く違った味に感じた経験は多くの方がお持ちでしょう。私たちが口にするものは生命を維持するだけのものではありません。

食べることへの喜びや楽しさを感じながら感性を磨いて食べましょう。楽しんで食べた食材は身体の中で自分のために働いてくれます。

毎日、時計で時間を見てなんとなく摂っている食事。それは本当に食べたい食事ですか？

空腹感を味わってから食事をすると、とてもおいしく感じられるはずです。義務や惰性で食べるのではなく、食べたいから食べる感覚を大切にしましょう。そして身体が何を欲しているかを感じて食べるように心がけると「身体にいいもの」がわかってきます。ファスティングによってその感覚がより研ぎ澄まされることを感じてほしいと思います。

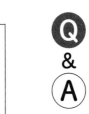

Q&A

Q 頭痛がして、仕事に差しつかえそうです。

A 普段、緊張を強いられている人がファスティング（断食）をすると、自律神経が交感神経優位から副交感神経に急に傾くことで、頭痛や、倦怠感、発熱といった症状が出ることがあります。

また、食べ物を摂らないことで、血糖値が急激に低下することで頭痛が起こることもあります。

しばらく時間をおくと改善することが多いのですが、あまりにひどい場合は、ファスティングを中止して、糖質を補うなどで対処しましょう。

Q ファスティングをすると眠くなるのですが、大丈夫でしょうか？

A ファスティング中に眠くなる人は結構いらっしゃいます。副交感神経が優位になるので、眠くなるのは当然の反応といえます。

休日なら横になってしまってもいいと思いますが、リモートワーク中だとそうはいきません。ご自身がファスティングで眠くなりやすいということがわかったら、ファスティングする時間帯を変えるなどの工夫をしてみるとよいと思います。あるいは、休日のみに実行するように方向転換してもよいでしょう。

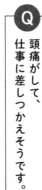

Q 排便がなくて不安になるのですが。

A 普段、規則的に排便がある人は、急に排便がなくなると不安になると思いますが、便が出ないことによる不快感などがなければ、あまり神経質に捉えないようにしましょう。

ファスティングでは基本的に食べる量が減るので便が出にくくなることはありますし、食物繊維を摂らないようにすると大腸を刺激しにくくなるので、便の量が減ります。そもそも胃腸を休ませようというのがファスティングですから。

2泊3日のファスティング合宿でも、合宿中は便が出なかったけれども、家に帰ったあとに宿便のようなものがどっさり出てスッキリしたという声もよく聞きます。

ファスティングを定期的に行うとファスティング中の排便回数は減る可能性がありますが、普通の食事に戻ればたいていは解決します。

スッキリしないなぁという人は、ファスティング後にご飯を冷まして食べるなどで、レジスタントスターチを摂るといいでしょう。少し変わってくると思います。腸も刺激され、すっきりするかもしれません。

Q 体重が減りません。

A ダイエットが主目的の人は、食事の量を減らしたのに、どうして体重が減らないのだろうと不安に思ったり、疑問を感じる人もいるでしょう。

もっとも手軽に実行できるハーフデイ断食でも食事の量が減るので、実行した日は体重の変化がある人が多いと思います。ただ、普段の食生活に戻ると、体重も戻っていくかもしれません。

ファスティングを定期的にあるいは継続的に実行することで、脂肪を燃焼する機能が働いたり、基礎代謝が上がったりして、少しずつ好転すると思います。

腸の状態も整い、定期的に排便があれば代謝のよい身体になっていきます。また、ファスティング中には、麦踏みエクササイズ(96ページ〜)でかかとの骨芽細胞を刺激してオステオカルシンの分泌を促したり、豆の木エクササイズ（100ページ〜）で肩甲骨付近にある褐色脂肪細胞を動かすなど、脂肪を燃焼させる運動も心がけてみましょう。

Q 途中で挫折してしまったときはどうすればいいでしょうか。

A その日は、体調のうえでも気持ちのうえでも、ファスティングに向いていない日だったんだなというくらいに捉えて、改めて仕切り直しましょう。

次のときは「ハーフデイ断食をする」と家族などに宣言するのもいいでしょうし、好みのお茶やスープなどを準備して自分で楽しむ気持ちを盛り上げるのもいいかもしれません。

また、ハーフデイ断食なら、準備デイも回復デイもいらないのですが、ハーフデイ断食をする前日も少し食事を控えると心と身体の準備になるでしょう。

ハーフデイ断食は、何度挫折しても、何度でも挑戦してください。そのくらい、気軽に行えるファスティングですし、繰り返すことができるようになれば、身体が変わっていくことを実感できると思います。

おわりに

ニューノーマルを実践していく時代となり、リモートワークが増えてきたことで、時間をコントロールしやすいビジネスマンが増えてきたと感じていました。

そこで、ピン！ ときたのがリモートワーク断食＝「リモ断」です。

友人からの食事の誘いや、仕事上の会食予定のないリモートワークデイは、ファスティング（断食）のチャンスデイだと考えたのです。

私が毎日実行しているハーフデイ断食なら、未経験の人でもすぐに挑戦できますし、慣れれば丸一日食べないワンデイ断食も難しいことではありません。

私自身、朝食を摂らないハーフデイ断食を毎日の生活習慣にしたところ、朝から軽やかに活動できるようになりました。体形も維持していますし、なにより健康を自認しています。

私は、病気になった人に元気になってほしいという思いから薬剤師になりました。ところが、薬に頼りきりになって、かえって病気を悪化させたり、ほかの病気を発症する人が少なくありませんでした。私自身、調剤薬局に勤務していたときは、頭痛と肩こりに悩まされ、一日17錠の薬を常用していました。

薬が必要な場面はあります。薬によって急場をしのぎ助けられることも多くあります。しかし、必ずしも必要でない薬が処方されるケースもたくさんあると感じるようになりました。

薬に頼りきりになる生活よりも、薬を必要としない、自立した生活になるよう免疫力を高め、薬に頼らない方法を考えて広めていくほうが、多くの方の助けになるのではないだろうか。これが、私が「薬を使わない薬剤師」として活動を始めた原点です。

そして取り入れたのが、ファスティングでした。

私は薬を使わない薬剤師として、ファスティングを推奨しています。フランスでは

「断食はメスを使わない最高の手術である」、ドイツでは「断食で治らない病気は、医者でも治せない」ということわざがあるそうです。

そして、この本を作るにあたり、私がファスティングと並行して行っているウォーキングとエクササイズも組み合わせて実行するご提案をしました。

①ファスティングで内臓を休めること、②正しい姿勢と歩き方でウォーキングすること、③家に居ながらできるエクササイズで身体をほぐすこと。

この組み合わせが、リモートワークで一生懸命働いているみなさんに私がお届けする、薬のいらない、しかもお金のかからない健康法です。

一人でも多くの方が自分の健康を自分で守ることができるようになりますよう、この本がみなさんの健康の一助となることを願い、ペンを置きます。

宇多川久美子

＼特別収録／

塗り絵と写経の使い方

塗り絵

「夜と森の間」

139ページ

旅する絵描きDENALIとして活躍する大野舞さんの塗り絵。「夜と森の間」は、インドネシアの聖獣「バロン」、人形芝居「ワヤン・クリ」、月、楽器ガムランがモチーフになっています。コピーして幸運を祈って彩色してください。素敵な護符としてお使いいただけます。

写経

「般若波羅蜜多心経」

140ページ

曹洞宗第三本寺正法寺元住職、大徳寺住職伊藤大鑑さんによる写経。1000年前の写経所で使われていた『隅寺心経《すみでらしんぎょう》』を元にしています。現在の漢字と異なるものがありますが、古い時代の字体ほど、そしてお釈迦様が生きた時代に近いものほど、よりお釈迦様の心に近いものを写しているのではないか、という考えに基づいています。

コピーをして上からなぞるように写経してください。

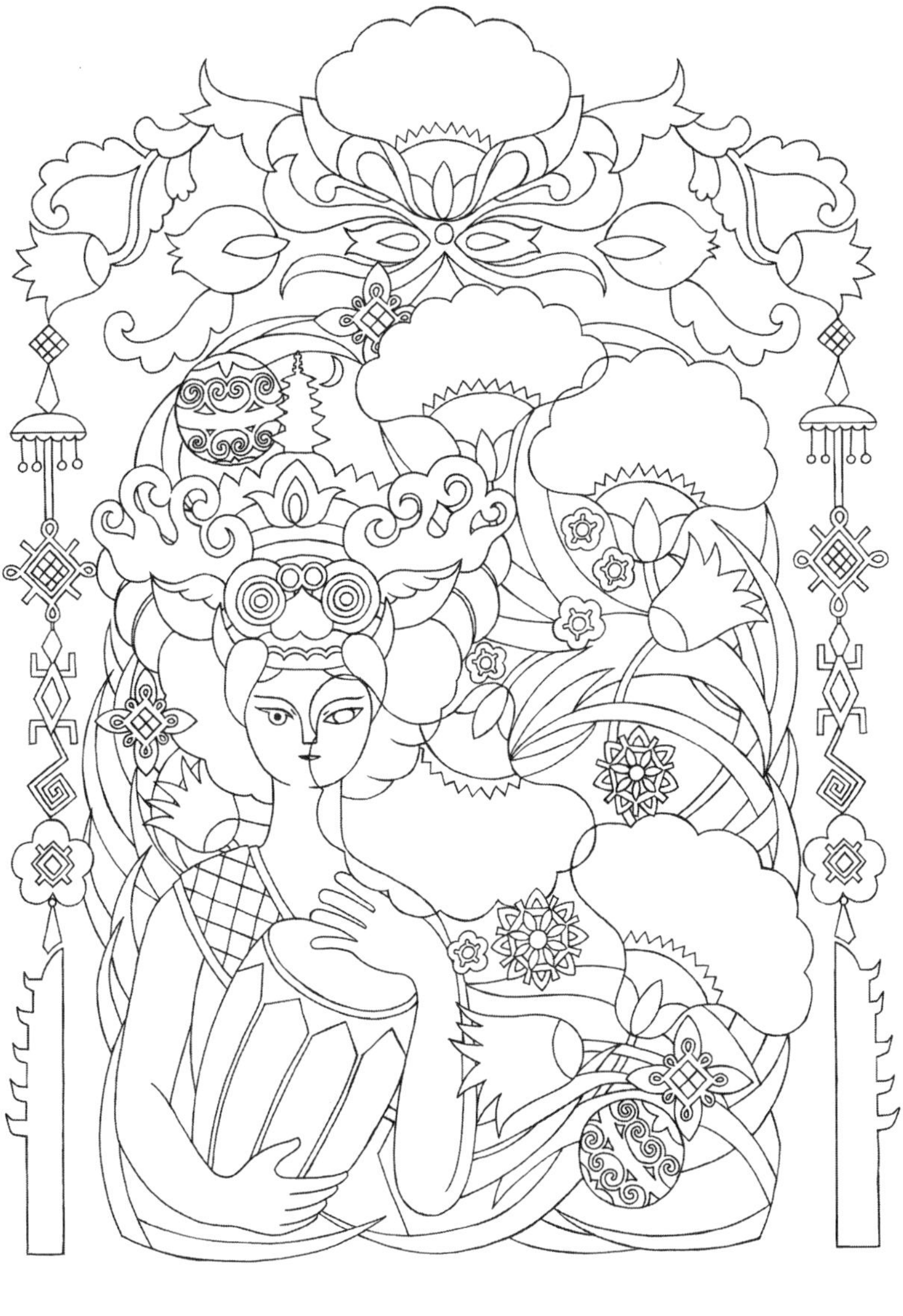

般若波羅蜜多心経
観自在菩薩行深般若波
羅蜜多時照見五蘊皆空
度一切苦厄舎利子色不
異空空不異色色即是空
空即是色受想行識
亦復如是舎利子是諸法
空相不生不滅不垢不浄

不増不減是故空中无色
无受想行識无眼耳鼻舌
身意无色聲香味觸法无
眼界乃至无意識界
无无明亦无无明盡乃至
无老死亦无老死盡无苦
集滅道无智亦无得已无
所得故菩提薩埵依般若

波羅蜜多故心无罣礙无
罣礙故无有恐怖
遠離一切顛倒夢想究竟
涅槃三世諸佛依般若波
羅蜜多故得阿耨多羅三
藐三菩提故知般若波羅
蜜多是大神呪是大明呪
是无上呪

是无等等呪能除一切苦
真實不虚故説般若波羅
蜜多呪即説呪曰
掲諦掲諦 波羅掲諦
波羅僧掲諦 菩提薩婆
訶 般若心経

天平写経集ノ内
隅寺心経を臨書
責任 伊藤大鑑

著者 宇多川久美子（うだがわ・くみこ）

1959年千葉県生まれ。明治薬科大学卒業。薬剤師・栄養学博士（米AHCN 大学）。一般社団法人国際感食協会代表理事。（有）「ユアケー」代表取締役。NPO 法人「統合医学健康増進会」常務理事。
医療の現場に身を置きながら薬漬けの治療法に疑問を感じ、「薬を使わない薬剤師」を目指す。現在は、自らの経験と栄養学・運動生理学等の豊富な知識を活かし、感じて食べる「感食」・楽しく歩く「ハッピー☆ウォーク」を中心に、薬に頼らない健康法を多くの人々に伝えている。主な著書に『薬剤師が教える薬に頼らず長生きする方法 それでも「コレステロール薬」を飲みますか？』『薬を使わない薬剤師が教える睡眠薬 その一錠が病気をつくる』『薬を使わない薬剤師が教える 血圧を下げるのに降圧剤はいらない』『薬を使わない薬剤師が教える 薬になるべく頼らず認知症とつきあう方法』（共に小社刊）他、著書多数。

一般社団法人国際感食協会 https://kanshoku.org/

Staff アートディレクション 尾崎文彦（tongpoo）
ブックデザイン 目黒一枝、島崎未知子（tongpoo）
イラスト 岡本典子
編集協力 佐藤紀子
編集制作 早草れい子（Corfu企画）

出典 p.139 塗り絵
『幸せを呼ぶ せかいのお守り塗り絵』大野舞著（小社刊）
p.140 写経
『心を整える 写経と写仏』伊藤大鑑著（小社刊）

参考文献 宇多川久美子『命のミネラル 自然の恵み「植物系ミネラル」による健康革命』（NH & S）
宇多川久美子監修『歩き方で寿命が決まる！ ベジタサイズ＆HAPPY☆ウォーク』（キラジェンヌ）
宗田哲男『最強の油・ＭＣＴオイルで病気知らずの体になる！』（河出書房新社）
ジェイソン・ファン／イヴ・メイヤー／メーガン・ラモス『トロント最高の医師が教える 世界最強のファスティング』（CCCメディアハウス）
関口賢『月曜断食「究極の健康法」でみるみる痩せる！』（文藝春秋）
青木厚『「空腹」こそ最強のクスリ』（アスコム）

リモートワーク断食

半日から始められる簡単ファスティング みるみるやせて健康になる!

2021年11月20日 初版印刷
2021年11月30日 初版発行

著　者 宇多川久美子
発行者 小野寺優
発行所 株式会社河出書房新社
〒151-0051 東京都渋谷区千駄ヶ谷2-32-2
電話 03-3404-1201（営業）
03-3404-8611（編集）
https://www.kawade.co.jp/
印刷・製本 三松堂株式会社

Printed in Japan
ISBN978-4-309-28932-8